Maladie et quête de santé en République démocratique du Congo

Collection « Études africaines »

dirigée par Denis Pryen et son équipe

Forte de plus de mille titres publiés à ce jour, la collection « Études africaines » fait peau neuve. Elle présentera toujours les essais généraux qui ont fait son succès, mais se déclinera désormais également par séries thématiques : droit, économie, politique, sociologie, etc.

Dernières parutions

Julien IRUMU AGOZIA-KARIO, *Spiritualité logo au contact de la colonisation*, 2021.
NIAMKEY-KOFFI, *La notion de système philosophique. Spinoza et Nietzsche*, 2021.
Mylène DANGLADES, Babou DIÈNE et Denis Assane DIOUF (dir.), *L'esclavage en mots/maux et en images,* 2021.
Benjamin KAGINA SENGA, *Quelle protection pour les enfants déplacés et refugies non accompagnés en République démocratique du Congo ?,* 2021.
Christian ROCHE, *Les pionniers des indépendances africaines face à leur destin. Colonies françaises d'Afrique noire et territoires de l'océan Indien,* 2021.
Emmanuel KABONGO MALU, *La critique de la raison scientifique égypto-africaine chez Cheikh Anta Diop*, 2021.
NIAMKEY-KOFFI, *Philosophie, culture et développement. De l'esthétique nègre à l'impensé philosophique des langues*, 2021.
Amadou Lamine NDIAYE, *Julius Nyerere et l'édification d'une nation africaine. Ujamaa : panafricanisme et socialisme*, 2021
César MAWANZI NDOMBE, *Jean-Marc Ela. L'humanisme de la raison critique au coeur d'une pensée politique*, 2021.
Moustapha SOUMAHORO (dir.), *Agriculture, pêche et développement local en Afrique subsaharienne*, 2021.
Simon NGONO, *Médias audiovisuels et tolérance administrative au Cameroun. Enjeux communicationnels et logique d'acteur*, 2021.

Joël IPARA MOTEMA

MALADIE ET QUETE DE SANTE EN REPUBLIQUE DEMOCRATIQUE DU CONGO

L'Harmattan

DU MÊME AUTEUR

Profession d'anthropologue en milieu congolais. Réflexions prospectives, éd. Academia-L'Harmattan, 2020.
Travaux universitaires. Remarques méthodologiques, éd. L'Harmattan, 2016.
L'anthropologie et la médecine traditionnelle en Afrique. Itinéraire d'une recherche à Kinshasa/RD Congo, Berlin, éd. PAF, 2015.
Initiation à l'anthropologie médicale et de la santé, éd. L'Harmattan-RDC, 2013.

Avec le soutien de la clinique Promedis

5-7, rue de l'École-Polytechnique ; 75005 Paris

http://www.editions-harmattan.fr

ISBN : 978-2-343-24283-5

EAN : 9782343242835

Saltus populi maxima lex :
La santé du peuple, la plus grande loi[1].

[1] Tel était le thème des *Douze tables* dans la Rome antique pour défendre la santé de ses citoyens. Cf. M. R. Bremon et N. Pendraz, *Enfermar en la Antigüedad*, UNED, Madrid, 2008, p. 158.

À Martine Men'ya

AVANT-PROPOS

En entreprenant cette réflexion, nous avons visé les intervenants en santé communautaire, eux qui sont constamment sollicités et qui, chaque jour, sont impliqués dans la prise en charge des maladies les plus diverses, en mettant à leur disposition aussi bien notre expérience que notre compréhension de la maladie. Il s'agit, en d'autres termes, d'une suite de réflexions sur le rôle et l'apport de la culture dans la quête de santé à Kinshasa selon qu'elle constitue une aspiration légitime pour quiconque s'estime malade. De ce point de vue, les savoirs anthropologiques permettent de poser avec efficacité des actes médicaux et/ou sanitaires. En tant que personnes chargées d'administrer des soins aux patients, ils prennent soin d'identifier ce mal, de l'analyser en profondeur pour saisir par l'intelligence les multiples problèmes qui peuvent surgir dans l'univers complexe de santé afin de mieux les appréhender, surtout lorsqu'il est question de la prise en charge holistique de certaines maladies telles que la Covid-19.

Ces propos, rassemblés dans cet écrit, mettent en exergue le discours de l'anthropologie de la maladie, de la santé et, dans leur sillage, le propos que peut distiller l'anthropologie de soins. C'est cette anthropologie autrement appelée anthropologie médicale, c'est-à-dire cette discipline qui est au service de tous les praticiens de tout bord qui ont en partage les sciences socio-sanitaires.

En effet, ce dont il est question dans cette étude se fonde, entre autres, sur l'incidence néfaste de la Covid-19.

Devant les difficultés qu'éprouvent les soignants et autres intervenants du secteur de la médecine à toucher une partie du public à l'aide des moyens et techniques d'approches habituelles, à savoir, la sensibilisation et la mobilisation, il était nécessaire de renforcer leurs capacités d'action en leur proposant l'approche anthropologique tant dans l'amélioration des soins de santé que dans l'humanisation de l'exercice de la pratique médicale en République démocratique du Congo. N'est-ce pas vrai qu'en milieu hospitalier ou clinique, face à une grande variété d'humanités, à une diversité biologique aux modes de relation plurielle, aux cosmogonies diverses sur la mort, sur la maladie et sur la santé, en passant par les coutumes, les religions, les langues et les rites, qui diffèrent d'un peuple à un autre, il y a nécessité de recourir à une lecture transversale des questions de santé et des maladies aussi bien en République démocratique du Congo qu'à travers le continent africain en ce temps de la survenue de la Covid-19 ?

Sous ces aspects, les peuples naissent, vivent et meurent, mais ils ne sont pas deux à le faire de la même façon. Connaître toutes les spécificités de l'être humain est pour le professionnel de santé une porte ouverte sur la tolérance, le respect de l'autre qui est notre semblable, mais qui est en tout point différent de nous. La connaissance de l'autre avec toutes les différences qu'il incarne est une source d'enrichissement personnel et de réflexion sur les valeurs et tout ce qui nous semble important dans la vie quitte à recontextualiser le cas en présence.

Reconnaître les différences des cultures les unes des autres, constitue, à notre avis, un préalable indispensable pour administrer des soins de qualité aux patients. Il s'agit de ces soins adaptés qui tiennent compte du patrimoine thérapeutique local, personnalisé et qui sont bénéfiques pour la communauté. En situation de crise sanitaire, il arrive, par moments, qu'un soignant, dans l'exercice de sa profession en milieu hospitalier, rencontre des situations pour lesquelles le soin devrait être adapté culturellement. Face à certains comportements qui paraissent incompréhensibles, choquants et révoltants et qui sont affichés par un bon nombre de soignants cartésiens, ils n'ont que faire des items culturels du milieu dans lequel ils exercent leur métier. Des écarts de perception qui peuvent se faire jour entre le malade d'une part, et le soignant de l'autre peuvent générer de l'agressivité, du renfermement et conduire même au refus de recevoir des soins par le patient et au sentiment d'impuissance de l'autorité médicale.

De manière spécifique, dans sa perspective holistique et en rapport avec cette démarche qui restitue et qui situe l'homme dans un univers culturel donné, l'anthropologie a donné cette opportunité d'envisager les rapports entre l'homme et la maladie, de manière relative et culturellement symbolisée. Que cette anthropologie cherche une voie médicale ou sanitaire ne doit pas étonner. De toutes les mutations récentes opérées par cette discipline vers les sociétés dites modernes et en développement, la médecine reste sans conteste le champ qui s'est révélé le plus fertile en recherches appliquées.

Aussi, le sens et la signification de la maladie opposés à la santé et l'apport de la médecine, dans la quête de la santé, ont-ils toujours été au centre des préoccupations de l'homme dont l'objectif principal reste celui de se maintenir en vie et d'être en bonne santé. Ces préoccupations peuvent toutes avoir de rapport avec tant la génétique, l'épigénétique, la biomédecine que la religion, etc.

Si les recherches et le discours sur la maladie sont anciens, le concept « anthropologie médicale » est de création récente et se propose de tracer l'itinéraire des connaissances dans ce vaste champ des sciences anthropologiques. Que ce lien soit fondé ou non, ce qui importe, c'est de relever qu'au fur et à mesure de sa maturation, l'anthropologie médicale ou l'anthropologie de la santé s'est résolument tournée vers les pratiques et les théories de la biomédecine pour capitaliser l'expérience de la médecine traditionnelle, avec une particulière considération sur le discours des patients en rapport avec sa conception de la maladie. L'approche de l'anthropologie de la santé est plurielle et fait appel aux disciplines biomédicales, philosophiques, psychanalytiques et culturelles (incluant des domaines de la religion, de la sociologie et de l'économie politique). Le savoir de l'anthropologie médicale mérite bien d'être enseigné et divulgué, car il n'est ni occulte ni ésotérique. C'est un savoir qui est centré sur l'étude des populations particulières de n'importe quel coin du globe. Il porte sur les sociétés et leurs cultures, mais aussi sur la façon dont l'homme appréhende la maladie et s'adapte à elle ainsi que des réponses qu'il y apporte.

Pour ce faire, on a réalisé d'amples recherches bibliographiques afin de nous approprier des connaissances sur les études antérieures réalisées dans le domaine de l'anthropologie médicale et de la maladie, pour ensuite laisser tomber ce débat en discutant des données qui ont été soumises aux impératifs du doute méthodique au travers de certaines de ces règles. Il va de soi qu'on a rassemblé beaucoup de matières, notamment dans le domaine de la médecine traditionnelle. Des exemples tirés çà et là sur la tradipratique africaine, sur la fréquentation de l'église ainsi que sur la nouvelle expérience de la pandémie à coronavirus à Kinshasa méritent bien être vulgarisés. Ce sont ces différentes données qui ponctuent de bout en bout cette écriture.

INTRODUCTION

Même si, au commencement, l'anthropologie avait maille à partir avec la médecine, à cause de leur divergence méthodologique et de leur objet ; aujourd'hui, on estime que cette opposition qui n'était que de façade a généré des liens étanches qui se confirment avec plus d'acuité entre ces deux disciplines. C'est ainsi qu'à l'état actuel des recherches en sciences humaines et de la santé, les craintes, les incompréhensions et stéréotypes réciproques doivent être dépassés grâce à cette anthropologie qui s'occupe déjà de l'étude des pratiques de santé telles qu'elles s'élaborent au quotidien.

> Pour Bibeau, l'anthropologie s'articule avec la médecine, sans la juger tout comme la médecine se propose, depuis, d'ouvrir ses lieux de soins et d'enseignement au regard intéressé de l'anthropologue[2].

Cette anthropologie, qui s'est introduite au cœur de la médecine, renseigne, si besoin était, que les parcours et les attentes des professionnels de santé ne traduisent rien plus que le reflet de leur système de santé[3]. Aussi, cette

---

[2] G. Bibeau, « La spécificité de la recherche anthropologique sur le sida », *in* J. Benoist et A. Desclaux, *Anthropologie et sida, Bilan et Perspectives,* Paris, Karthala collection « Médecine du monde », 1996, p. 20.

[3] S. Fortin et S. Maynard, « Progrès de la médecine, progrès technologiques et pratiques cliniques : les soignants se racontent », *Anthropologie & Santé,* consulté le 5 novembre 2019. Cf. http://journals.openedition.org/anthropologiesante/1015 ; DOI : 10.4000/anthropologiesante.1015.

anthropologie doit-elle en permanence poser un regard critique sur sa propre démarche méthodologique et sur son aspect éthique. En tant que pratiques, sciences ou disciplines, l'anthropologie et la médecine se sont souvent observées, voire affrontées, mais ont plus rarement collaboré pour répondre à des questions qui les intéressent l'une et l'autre. Cela veut dire que ce propos a pour finalité d'exposer des points de convergence entre l'anthropologie et la médecine, avant de revenir sur les raisons qui les ont opposées depuis des lustres. Certes, depuis qu'un dialogue soutenu s'est instauré, on ne peut s'empêcher de constater que l'anthropologie pointe son bout de nez sur les pratiques et les savoirs de la médecine et vice-versa.

Ce faisant, la souffrance humaine a, de tout temps et en tout lieu, interpellé tant la religion que la médecine. L'homme s'adresse aux forces surnaturelles pour recouvrer la santé, pour conférer un sens à la maladie et à la mort. Le recours aux esprits, aux ancêtres comme aux ressources de la nature est *hic et nunc* convoqué au chevet du malade, mais aussi aux côtés du soignant qui y trouvera inspiration et pouvoir[4]. Cet appel médical au pouvoir bienheureux et, pourquoi pas, surnaturel nourrit les paradigmes réflexifs tournés vers une *anthropologie des soins* et *du salut* tout autant que vers une *anthropologie de la médecine alternative* plus préoccupée par les prodiges de guérison.

Le virus à couronne qui doit sa fameuse dénomination à l'apparence des pirouettons sous un microscope électronique avec une frange de grandes projections

[4] A. Marc et Cl. Herzlich, *Le sens du mal. Anthropologie, histoire, sociologie de la maladie*, Paris, Archives contemporaines, 1984, p. 23.

boursouflées qui ressemblent à la couronne solaire, fait son apparition terrifiante et bouleversante, en Chine, en 2019. Le coronavirus, telle est son appellation désormais consacrée, a remis au goût du jour les dimensions collectives de la santé en rompant, peu à peu, cette assurance trompeuse qui est construite autour du progrès scientifique qui a fait croire à l'humanité, la possibilité de vivre dans un monde où nombre de maladies auraient depuis été éradiquées. En plus, les ravages causés à travers le monde par ce nouveau virus ont redessiné d'un trait net la frontière sanitaire entre un *Nord* ébranlé et qui peine, scientifiquement et financièrement, à offrir des thérapies aux malades, et un *Sud* vulnérable où les traitements sont presque inexistants dans certains milieux ou inaccessibles au plus grand nombre.

> *Par ailleurs, en 2003, l'offensive de la pneumopathie atypique rappelle une fois de plus, la puissance et l'imprévisibilité des agents pathogènes qui sont susceptibles de surgir brutalement et de manière inattendue en un point quelconque du globe, menaçant l'ensemble de celui-ci, traversé de flux de population de plus en plus intenses, renvoyant les hommes aux phobies des époques révolues en replaçant la communauté scientifique face à de nouvelles incertitudes et la communauté internationale devant l'impasse à gérer des systèmes de surveillance qui demeurent inévitablement poreux en bien des endroits*[5].

---

[5] S. Chiffoleau, *Médecines et médecins en Égypte. Construction d'une identité professionnelle et projet médical*, Paris-Lyon, L'Harmattan, Maison de l'Orient et de la Méditerranée, 1997, p. 17.

Par ailleurs, c'est aujourd'hui que le monde est devenu de plus en plus global, interdépendant et mondialisé, la santé vient de nouveau occuper une position centripète sur la scène internationale et la menace que présente le coronavirus doit être prise au sérieux au regard de sa puissance de propagation et de son degré de létalité élevé.

À nos jours, l'univers assiste au retour des monstres désastreux comme à l'époque des dinosaures aux fins apocalyptiques. En pareille situation, l'Organisation mondiale de la santé (OMS) s'est toujours montrée sereine avec ses moyens techniques dans la recherche rapide du vaccin. Mais, au sujet du coronavirus, la conscience de l'existence d'une crise sanitaire globalement partagée semble être évidente, quoique la science biomédicale soit naturellement très sollicitée à cause de son expertise dans la lutte contre les maladies virales. C'est ce qui justifie le fait qu'en France où la maladie a causé un nombre important de morts, a tout naturellement compris les figures de cette pandémie lorsqu'elle a mis en place un comité de onze chercheurs composé non seulement des médecins en infectiologie et immunologie, mais aussi d'un sociologue et d'une anthropologue.

C'est parce que l'objet « maladie », est soit une épidémie ou soit une pandémie, tel que cela nous est présenté aujourd'hui par la biomédecine. Or, les stratégies de lutte ou de riposte ne peuvent que provenir de l'implication forte et sans faille des spécialistes des sciences de l'homme. Ainsi, l'apport de l'anthropologie est indispensable à cause des enjeux socioculturels soulevés par cette pandémie du coronavirus autour des questions médicales et de santé publique. D'après l'approche anthropologique de la maladie, la santé et la maladie ne se réduisent pas uniquement à des données essentiellement biologiques. Aussi s'avère-t-il indispensable, dans le cadre de la mobilisation nationale contre cette pandémie, que l'État congolais prenne en compte l'expertise socio-anthropologique qui est à même de contribuer de façon efficace à l'évaluation des aspects sociaux du dépistage, de l'éducation sanitaire, de la prise en charge des malades, de l'organisation des soins, des connaissances, attitudes et pratiques en rapport avec cette pandémie.

En effet, une maladie, n'importe laquelle, qu'elle soit transmise à l'homme par un virus ou un microbe, soumet celui-ci dans une condition anormale en causant de l'inconfort et/ou du dysfonctionnement. L'anthropologie, de par son étymologie « anthropos », est l'étude de l'homme en général. De quel homme s'agit-il ? En guise de réponse à cette question, nous notons que l'anthropologie s'occupe de l'homme en tant qu'un être de *culture* qui change et évolue. Ainsi, toute maladie entraîne la formulation de questions ayant trait à ses causes et encore plus à son sens : *Pourquoi moi ? Pourquoi lui ? Pourquoi maintenant ?*... Ces questions exigent une interprétation qui dépasse le contexte étroit du diagnostic médical. Cette quête de sens, comme l'ont montré de nombreux travaux en anthropologie médicale et en psychiatrie transculturelle, n'est pas une survivance culturelle et ne s'exerce pas uniquement dans les rainures de la biomédecine[6].

L'apport de l'approche anthropologique à l'épidémiologie et à la santé publique en rapport avec la connaissance des maladies infectieuses ou virales est très

---

[6] A. Marc et Cl. Herzlich, *op. cit.*, p. 23.

important. Ainsi, la maladie est envisagée plus ou moins comme un fait culturel, mais aussi comme un processus social[7]. C'est ainsi, nous soutenons de part et d'autre de cette réflexion, que l'anthropologie ne peut pas non plus se passer de la vision du monde qui fait de l'homme une personne membre de la communauté humaine et un sujet de droit possédant une dignité. Sans cela, et en se limitant à la seule étude des faits, elle se contenterait de constater ce qu'est l'humain, sans poser la question de la valeur en présentant tous les comportements sociaux comme étant équivalents. Pour Emmanuel Kant, l'anthropologie n'est possible que lorsqu'elle tient compte de la liberté et de la perfectibilité humaine[8]. Par là, Kant assignait ainsi à cette sorte de connaissance un but pragmatique, d'instruire l'homme de son état réel à partir duquel celui-ci peut et doit tendre vers un état meilleur.

Au regard du danger que représente pour le monde, en général, et pour la République démocratique du Congo, en particulier, la pandémie de la Covid-19, et surtout tenant compte des enjeux socioculturels dans la lutte contre cette pandémie et dans la prise en charge des malades, nous préconisons l'implication inconditionnelle des anthropologues dans les programmes de santé publique, dès lors qu'en suivant une orientation socioculturelle, il ne fait l'ombre d'aucun doute que la maladie et la santé ne se réduisent pas essentiellement

---

[7] B. Hours, « Vingt ans de développement de l'anthropologie médicale en France », *Socio-anthropologie.* Cf. : http://journals.openedition.org/socio-anthropologie/50 ; DOI : 10.4000/socio-anthropologie.50

[8] E. Kant, *Anthropologie du point de vue pragmatique.* Traduction, présentation, bibliographie et chronologie par Alain Renaut, Emmanuel Kant, *Critique de la faculté de juger.*

aux seules données biologiques. Pour nous, cette requête permet de mieux appréhender les réalités sociales liées au dépistage, à l'éducation sanitaire, à la prise en charge des malades, à l'organisation des soins, aux connaissances, aux attitudes et aux pratiques d'hygiènes en rapport avec les épidémies et les pandémies.

Chapitre I. QUELQUES APPROCHES ANTHROPOLOGIQUES DE SANTÉ

Contrairement à ce que d'aucuns pensent, il n'est pas toujours aisé de définir une science, d'en déterminer l'objet et/ou le projet et d'en circonscrire les contours. La plupart des scientifiques, tels que l'anthropologue médical à travers son élocution, aboutissent à un pluralisme sémantique tout en mettant en phase, soit l'étymologie de l'anthropologie ou l'histoire de cette science de l'homme. Chaque chercheur, de son côté, détermine ce qu'est l'anthropologie médicale tout en notant la large confusion qui joue entre l'anthropologie de la santé, l'anthropologie de la maladie, l'anthropologie de soins, l'ethnomédecine, l'anthropologie du corps, l'anthropologie nutritionnelle (ou l'anthropologie alimentaire) et l'anthropologie des médecines alternatives.

Pour le public kinois et congolais, les anthropologues seraient même des *sorciers* prônant l'adhésion aux nouvelles *confréries ésotériques* dès lors que leur discours semble se méprendre au langage des hommes ordinaires. Cette situation serait à la base de l'idée selon laquelle les anthropologues propagent, à travers leurs discours, des savoirs flous et disparates qui ressentent en plus des effets manqués, des disparités choquantes entre la scène et l'orchestre, entre la mélodie et l'instrumentalisation. Ce qui requiert par conséquent une dose de précision. N'est-ce pas l'ambition de toute étude anthropologique de mieux saisir l'activité de l'homme dans une perspective holistique ?

Par là, l'anthropologie est une science qui se situe à cheval entre les différentes sciences humaines et naturelles, et dont le principal objet reste l'étude de l'être humain et des groupes humains à travers les aspects physiques (anatomie, biologie, morphologie, physiologie, évolution, etc.) et culturels (social, religieux, linguistiques, psychologiques, géographiques, etc.). En tant qu'une vaste spécialité des sciences humaines, l'anthropologie constitue une chronique sur le genre *Homo.*

En tant que telle, elle décrit et analyse les faits *anthropologiques* ; c'est-à-dire, les caractéristiques de *l'hominisation* ainsi que celle de l'humanité.

Du latin *scientia,* la science signifie *connaissance.* C'est un ensemble de connaissances et d'études qui revêtent une valeur universelle, mais caractérisées par un objet et par une méthode fondée sur des observations objectivement vérifiables ainsi que par un raisonnement rigoureux. Cela étant la volonté de la communauté scientifique, elle qui est garante de l'actualisation du contenu des sciences, voudrait que la reproduction des *connaissances scientifiques* se fasse à partir des méthodes d'investigation rigoureuses, vérifiables et reproductibles[9].

S'agissant des méthodes scientifiques et des valeurs dites scientifiques, elles sont, les unes et les autres, des produits et des outils de production de ces connaissances. Elles se caractérisent par leur but, qui porte sur la compréhension et l'explication du monde (visible et invisible) ainsi que de tout phénomène ; c'est-à-dire, la

---

[9] F. Ezembe (dir.), « Les représentations de la maladie et du soin », in *L'enfant africain et ses univers,* Paris, Éditions Karthala, 2009, p. 226.

reproduction des connaissances des faits observables. Tout en ne s'érigeant pas en une discipline essentiellement dogmatique, la science anthropologique critique, et doit donc fournir des connaissances scientifiques en mettant sur pied des méthodes adaptées à son objet et qui se prêtent à l'actualisation[10].

Compte tenu de ce qui précède, qu'est-ce que l'anthropologie de la santé ?

À cette question, Massé[11] trouve que :

> *L'anthropologie de la santé peut être sommairement définie comme une sous-discipline de l'anthropologie consacrée à l'analyse des façons dont les gens, dans diverses cultures et dans divers sous-groupes sociaux à l'intérieur de chaque culture, reconnaissent et définissent leurs problèmes de santé, traitent leurs malades et protègent leur santé. Elle se donne comme principaux objets d'étude les conceptions populaires et professionnelles des causes des problèmes de santé, la nature des traitements de la maladie, les thérapeutes qui appliquent ces traitements, les processus par lesquels les individus recherchent de l'aide et les institutions qui régissent l'espace socioculturel de la santé.*

Pour Epelboin *et alii*, l'anthropologie, proche cousine de la psychologie clinique et sociale, doit donner du sens

---

[10] B. Hours, « Vingt ans de développement de l'anthropologie médicale en France », in *Socio-anthropologie*, consulté le 16 juin 2019.

[11] R. Massé, « Les apports de l'anthropologie à l'épidémiologie : le cas du rôle étiologique de l'isolement social », in *Santé-Culture-Health*, X (1 et 2) : 1994, p. 109.

aux comportements jugés aberrants du point de vue de la logique épidémiologique médicale non pas seulement auprès des minorités culturelles ou des contrées exotiques, mais également chez soi et/ou à côté de chez soi. Par exemple, comment saisir le fait que des clients, dans un supermarché à Kinshasa, se passent le désinfectant sur les mains et masquent leur visage pour se prémunir contre la maladie à coronavirus[12] ?

Le font-ils à cause de la psychose sécuritaire ou c'est de suite d'un trouble obsessionnel compulsif ? Est-ce pour parer à une hygiène communautaire déficiente face à une théorie de la contamination aérienne ? S'agit-il d'un phénomène isolé, mal observé et décontextualisé ? S'agit-il d'un phénomène à approfondir et qui s'accompagne de très nombreux *faits sociaux*[13] ou encore des *formes élémentaires de l'événement*[14] ?

La connaissance et la maîtrise des théories locales et populaires ainsi que des théories élevées et absolues comme toutes ces formes d'élucubrations parascientifiques et religieuses de la souillure et de la contamination vont permettre d'apprécier et d'anticiper les usages sociaux et politiques, individuels et collectifs sur le malheur, notamment, en termes de stigmatisation des individus atteints et/ou jugés responsables de la propagation de la pandémie à coronavirus. C'est comme le témoigne Vanessa Manceron, dans l'histoire de l'oiseau contaminé par le virus de la grippe aviaire, oiseau

---

[12] A. Epelboin *et alii*, « Du virus au sorcier : approche anthropologique de l'épidémie de fièvre hémorragique à virus Ebola sévissant dans le district de Kéllé (Congo) », in *Canopée*, n° 24, 2003, p. 6.

[13] M. Mauss, *Sociologie et Anthropologie*, Paris, PUF, 1950, rééd. 1993.

[14] M. Augé, « Ordre biologique, ordre social : la maladie, forme élémentaire de l'événement », *in* M. Augé et C. Herlich, *op. cit.*, p. 201.

retrouvé mort dans un étang de l'Ain, en France, au printemps 2006[15].

C'est aussi le cas de cet élevage de dindes décimées à la suite de cette découverte et qui démontre, si besoin était, la cacophonie autour des points de vue et des intérêts partisans, voire contradictoires selon qu'on est éleveur, propriétaire d'étangs, autorité politique ou sanitaire, consommateur,... et qui s'accusent de propager la maladie. Ils ne nient pas l'existence du virus.

Dans le meilleur comme dans le pire des cas, l'anthropologue se présente, lui aussi, comme étant le vecteur des idéologies et des croyances. C'est pourquoi l'anthropologue doit toujours s'efforcer d'explorer ses limites, de se montrer critique, y compris de lui-même ; d'être humble et surtout d'être à la hauteur des espérances que les communautés fondent sur lui. Pour cela, il ne doit en aucune façon se laisser instrumentaliser, car au-delà du travail qu'il effectue, n'est-il pas un placebo, un objet transitionnel dont la seule présence arrange les choses ? Il est en maintes occasions, le guérisseur des soignants et des soignés. C'est ainsi que l'anthropologie de la santé et/ou médicale prend à son compte aussi bien le domaine de la santé que celui de la maladie, voire des larges visées de la discipline maîtresse, une discipline des sciences sociales, dès l'aube du XXe siècle. L'anthropologie ne vise rien de moins que l'étude de l'homme dans sa totalité ; c'est-à-dire dans ses origines, son expansion sur la terre et sa diversification biologique et culturelle.

---

[15] V. Manceron, « Grippe aviaire et disputes contagieuses. La Dombes dans la tourmente », in *Ethnologie française*, n° 39, 2009, p. 132.

De l'apport de l'anthropologie dans le domaine médical

Jusqu'au XIXe siècle, l'anthropologie n'était encore qu'une branche du savoir philosophique qui considérait que l'homme était au centre de ses préoccupations. Progressivement, avec la naissance des sciences sociales, ce terme avait revêtu un sens nouveau pour désigner essentiellement la nouvelle science. La démarche anthropologique prend comme objet d'investigation des unités sociales de faible ampleur à partir desquelles elle tente d'élaborer une analyse de portée plus générale, en appréhendant, d'un certain point de vue, la totalité de la société où se trouvent ces unités.

L'anthropologie médicale est donc un terme généralement utilisé dans la littérature britannique ou américaine. Ainsi que le souligne Raymond Massé[16],

> *Sa finalité est de saisir l'influence des facteurs culturels sur les comportements des malades, l'apparition des maladies, les pratiques de prévention ou les systèmes nosographiques et étiologiques communautaires qui permettent d'améliorer l'efficacité des programmes médicaux occidentaux dans le Tiers-monde.*

Dans cette optique, l'anthropologie médicale se propose d'éclairer la pratique biomédicale par l'identification, l'analyse et l'interprétation des comportements des malades afin de mieux les gérer et d'appliquer au mieux des soins.

---

[16] R. Massé, *Culture et santé publique. Les contributions de l'anthropologie à la prévention et à la promotion de la santé*, Montréal-Paris, Gaëtan Morin, 1995, p. 49.

L'anthropologie médicale a pour objet principal l'étude et/ou l'analyse des conceptions populaires et professionnelles des causes des problèmes de santé. Trois traditions scientifiques particulières sont à l'origine de l'anthropologie de la santé (ou médicale), en tant que champ disciplinaire distinctif des sciences humaines, à savoir :

- l'intérêt de l'ethnographie pour les médecines dites locales (les études ethnomédicinales) ;
- les travaux sur la personnalité et la culture dans les années 1930 et 1940 et qui ont favorisé une étroite collaboration entre anthropologues et psychiatres ;
- l'extraordinaire expansion des programmes internationaux de santé publique de l'immédiat après la Seconde Guerre mondiale[17].

Ce sont les trois traditions scientifiques qui ont contribué dans l'élaboration d'un corpus de connaissances qui se rapporte à la santé et à la maladie, dans des contextes transculturels qui élargissent les conceptions biomédicales de la maladie ainsi que les représentations professionnelles et les modèles thérapeutiques des intervenants du monde occidental.

> *Des anthropologues médicaux américains ainsi que divers spécialistes européens de l'ethnomédecine ont mis en relief des modèles opératoires qui incarnent ces conceptions élargies de la santé tout en proposant aux praticiens de la médecine occidentale une définition plus compréhensive de la santé, des démarches thérapeutiques qui tiennent compte*

---

[17] N. C. Scotch, "Medical anthropology", in *Biennal Review of Anfhropology*. Siegel J. B., Stanford, University Press, 1993, p. 45.

du contexte socioculturel de la dispensation des soins, des principes de réinsertion sociale qui respectent l'univers phénoménologique des patients ainsi que des systèmes d'attente plus large de l'univers social[18].

Quant aux disciplines qui ne seront pas traitées à travers ces pages, notamment la sociologie, la psychiatrie sociale, la psychologie, elles proposent une autre lecture en ce qui concerne la maladie et des procès thérapeutiques rajeunis dans la voie à l'instauration de la santé.

Toujours est-il que toutes les sociétés du monde ont élaboré chacune des conceptions de la maladie, développé des systèmes de dispensation des soins et mandaté des spécialistes pour soigner des malades afin de les aider à restaurer leurs équilibres physiologiques, psychosomatiques et socioculturels rompus. Parlant de la conception de la maladie, l'élaboration des méthodes prophylactiques, celle de l'apprentissage des spécialistes et de l'application des thérapeutiques sont une suite d'étapes qui constituent autant d'éléments du système médical. Ils sont influencés par les visions du monde, les systèmes de pensée et les modes de vie. Les intervenants du monde de la santé et, plus particulièrement, de la santé publique ont depuis pris conscience des limites d'une conception de l'éducation à la santé axée sur la modification des comportements individuels. En réalité, le comportement humain ne peut être compris qu'à la lumière de la culture du groupe social d'appartenance de l'individu.

---

[18] M. Voyelle, *Mourir autrefois. Attitude collective devant la mort aux XVII*^e^ *et XVIII*^e^ *siècles*, Paris, Gallimard, 1974, p. 256.

Ainsi, des comportements à risque pour la santé tels que la suralimentation, les rapports sexuels non protégés et la toxicomanie, s'enracinent dans les valeurs dominantes de nos sociétés postmodernes. Dans ces dernières, l'individualisme, le culte de la vie privée, la recherche du bien-être personnel, le productivisme et la rentabilisation à court terme ne sont que quelques-uns des aspects culturels qui freinent la responsabilisation collective, la mobilisation des communautés, l'aménagement d'un environnement physique et social sain, l'équité sociale et les autres conditions d'amélioration de l'état de santé de la population. C'est ainsi que, au-delà du travail d'information et de motivation des individus, la santé publique n'a d'autre choix que de se muer en exercice de changement culturel. Un tel besoin de changement en profondeur suppose un nouveau projet de société et fait donc de la santé publique un projet politique. Toutefois, il importe de savoir de quelle manière le corps de connaissance en anthropologie médicale s'est constitué.

Les discours anthropologiques sur la maladie

Avec quelques décennies de retard sur les leçons tirées de l'expérience des programmes de santé publique implantés dans les pays en voie de développement, la santé publique dans les sociétés occidentales a pris progressivement la mesure de ses insuccès. De nombreux programmes de prévention et de promotion de la santé n'ont pas atteint des objectifs visés[19].

---

[19] R. Massé, *op. cit.*, p. 53.

Cependant, en dépit du professionnalisme de leurs concepteurs, des énergies consacrées à leur implantation et à leur accessibilité géographique et économique, la plupart de ces programmes ne pénètrent pas les milieux ciblés. Tel est le sort réservé aux cours prénataux qui rejoignent seulement une minorité des mères de milieux défavorisés ; aux campagnes pour le port du condom, qui laissent insensibles les adolescents et les homosexuels ; aux campagnes sur les méfaits du tabac, de l'alcool ou du gras, qui ne retiennent que l'attention des groupes déjà sensibilisés ; les programmes de promotion de la brosse à dents et des soins dentaires, etc. Il en est de même pour les campagnes de vaccination massive contre les maladies infectieuses, telle la campagne de vaccination contre la poliomyélite qui rencontre des résistances en dépit de l'évidence des bénéfices au profit de l'enfant.

En pareille circonstance, les connaissances anthropologiques sont très sollicitées pour obtenir non seulement l'adhésion des communautés au programme de santé, mais aussi et surtout pour tendre vers un changement de comportement en vue de prétendre obtenir un résultat escompté. Les échecs relatifs des politiques de santé favorables à l'équité en Afrique sont souvent expliqués à travers un prisme déformant de la déficience de leur contenu et des modalités de leur mise en œuvre au détriment d'une compréhension fine du jeu des acteurs dans ce processus.

Dans de nombreux pays à faible revenu, une myriade de politiques publiques de santé a été formulée au cours de ces dernières décennies dans le but équitable d'améliorer l'accès aux soins des plus pauvres. Les communautés africaines, dans tous les cas les plus anciennes d'entre elles, se souviennent qu'elles avaient, à la fin des années 1970, le regard tourné vers Alma-Ata, la capitale actuelle du Kazakhstan. Dans cette ville de l'ex-Union soviétique, la communauté internationale (134 pays) s'était réunie durant trois jours, sous l'égide de l'Organisation mondiale de la santé (OMS) et du Fonds international de secours à l'enfance (UNICEF). Une déclaration politique en faveur des soins de santé primaires était prise à cette occasion, et qui requérait de rompre avec l'hospitalo-centrisme des systèmes de santé afin d'orienter les réformes sanitaires vers l'équité et une prise en charge globale et interdisciplinaire de la santé des communautés[20]. La déclaration d'Alma-Ata était, en quelque sorte, la première réforme sanitaire d'envergure internationale. Les gouvernements, en collaboration avec les communautés, devaient jouer un rôle essentiel pour canaliser la réalisation des changements requis, car il s'agissait d'une évolution majeure qui nécessitait une volonté intense pour lutter contre le *statu quo*[21].

Or, le contexte de l'époque n'était pas le plus propice à l'intervention gouvernementale.

C'est, en effet, durant cette période que des politiques dites d'ajustement structurel ont été imposées par la Banque mondiale et le Fonds monétaire international[22].

Le constat des conséquences de ces ajustements était dramatique, et la déliquescence des services publics[23]

---

[20] J. Brunet-Jailly, « Santé : une occasion manquée ? Le Mali et l'initiative de Bamako », *Afrique contemporaine*, 1992, p. 10.

[21] C. Collins, *Management and Organization of Developing Health Systems*, Oxford, Oxford University Press, 1994, p. 89.

[22] A. Nougtara *et alii*, "Health Sector Reform under Macroeconomic Adjustment in Burkina Faso: Lost Opportunities ?" *in* S. Haddad, E. Baris & D. Narayana (eds.), *Safeguarding the Health System in Times of Macroeconomic Instability. Policy Lessons for Low and Middle-Income Countries*, Trenton, Africa World Press, 2007, p. 102.

s'opérait à l'aune de l'absence d'accès aux services de santé. Il fallait donc trouver de nouvelles solutions, particulièrement pour endiguer la réduction des moyens que l'État imposait, contre son gré, au système de soins. Or, l'analyse de tels échecs ne peut faire l'économie de l'étude des logiques de comportements des acteurs sociaux.

Pour ce faire, une recherche centrée sur une optique socio-anthropologique qui serait même empirique et la récurrence de logiques particulières permettraient de mieux comprendre les échecs y relatifs. Les logiques mises à jour sont l'accaparement, la neutra/domination, le discours, le clientélisme, l'opacité, la connivence, l'évitement, la suspicion, la substitution et le mépris du service public.

Cette approche fait valoir que dans l'analyse de l'interprétation et de la mise en œuvre des réformes sanitaires par les acteurs sociaux, le concept de pouvoir doit être pris en compte.

Par ailleurs, l'anthropologie médicale ou de la santé serait l'un des rares champs d'étude à jeter des ponts dans ce contexte où les structures de santé africaines seraient en crise aussi bien idéologique que matérielle. Faisant de la santé une mesure d'adaptation d'une population et son environnement, l'anthropologie joue également un rôle moral qui consiste à évaluer, à normaliser, à découvrir et à maîtriser l'indésirable. Par conséquent, la pratique médicale ne saurait, en aucun cas, être neutre, car dépendant pour une large part de la société qui l'adopte.

---

[23] Y. Jaffré, « Les services de santé "pour de vrai". Politiques sanitaires et interactions quotidiennes dans quelques centres de santé (Bamako, Dakar, Niamey) », in *Bulletin de l'APAD*, 1999, p. 12.

En somme, l'analyse anthropologique est intéressante par la façon dont elle aide la médecine à créer des possibilités sociales qui contribuent dans la façon de se conduire et de donner un statut aux différents aspects ainsi qu'aux actes **médicaux**.

Les représentations des maladies et de la santé

Maladie et santé ont été et sont encore les deux facettes d'une même réalité largement étudiée par l'anthropologie, du point de vue des concepts et des conceptions populaires, de la quête des soins par les populations. C'est le cas des réponses que leur apportent divers acteurs spécialisés et qui se situent en dehors du système de santé moderne (ou biomédical). Les nombreuses études de Janzen sur la quête de la thérapie, au Kongo Central (alors Bas-Zaïre), corroborent ce point de vue[24]. S'agissant de l'ethnoscience ou de l'ethnomédecine, Masse[25] la définit comme le domaine des études culturellement orientées de la maladie, dont l'objectif est d'expliquer une maladie (sa genèse, ses mécanismes, ses caractéristiques descriptives, son traitement et sa résolution) comme un événement ayant une signification culturelle. L'auteur ajoute que le but de l'ethnomédecine est l'analyse comparative des influences de la culture sur la perception de la maladie.

De ce fait, les pratiques socioculturelles qui vont des remèdes de grand-mère au recours au colportage en

---

[24] J. M. Janzen, *La quête de thérapies au Bas-Zaïre, Berkeley,* University of California Press, p. 1979, p. 266.

[25] R. Massé, « Les apports de l'anthropologie à l'épidémiologie : le cas du rôle étiologique de l'isolement social », in *Santé-Culture-Health,* 1994, p. 117.

passant par des multiples formes d'automédication constituent une grande partie des actes de soins. Pour ce qui est de la médecine des traditions africaines, tantôt dite médecine parallèle, tantôt médecine alternative, médecine différente ou médecine non conventionnelle, nous ne devons pas nous voiler la face. Ces différents adjectifs recouvrent des aspects parfois contradictoires par rapport aux médecines en question ; c'est-à-dire, leur opposition ou leur complémentarité avec la biomédecine, entre autres. Par ailleurs, il faut avoir conscience que les différents termes regroupent, ce faisant, des pratiques extrêmement diverses et hétérogènes du point de vue de leurs fondements empiriques, de leur légitimité scientifique et de leur rapport aux institutions.

Les médecines, autres que celle dite moderne, sont généralement exclues du milieu hospitalier. Elles constituent avant tout un ensemble de pratiques thérapeutiques dont la biomédecine a tendance à se démarquer sur les plans scientifique et institutionnel. Cette ligne de démarcation est aussi celle des gouvernants et des médias destinés au grand public. Et pourtant, les pratiques en matière de santé ne doivent pas seulement être perçues du point de vue de la tradition ou du patrimoine culturel, mais aussi sous l'angle de l'adaptation, du bricolage, du changement et de la modernité.

De l'anthropologie de la maladie à l'anthropologie de la santé

L'anthropologie de la maladie est née au début des années 80 à la suite des travaux fondateurs d'Andreas

Zempleni et Marc Augé[26]. À l'inverse de l'ethnomédecine qui est orientée vers les pratiques, l'anthropologie de la maladie se penche sur des logiques symboliques ainsi que sur des logiques sociales des représentations dans les systèmes cognitifs de la maladie. Fondamentalement sociologique, et non plus naturaliste, encore moins médicale, elle présente les rouages de l'efficacité symbolique et thérapeutique des processus sociaux tels que la sorcellerie.

À ce sujet, l'article de M. Augé et Cl. Herzlich est l'un des modèles du genre[27]. Le corps, les substances sont largement absents. C'est la société qui tue ou qui guérit avec ses normes, ses transgressions ainsi que ses dispositifs de remise en ordre symbolique qui constituent la guérison par excellence. L'anthropologie de la maladie aborde essentiellement la dimension sociale de la maladie qui ne constitue pas un phénomène *sui generis*, comme une médecine, mais comme l'occurrence d'un événement pathologique de désordre dans l'ordre social[28]. Il s'agit là d'une démarche fondamentalement métaphorique qui est mise en œuvre à travers une analyse des causes cherchées du mal, non pas du côté de la matière et du corps, mais du côté du lien social noué ou défait qui protège ou qui provoque la maladie. Le terme « anthropologie de la santé » témoigne d'un souci, pour l'école française, de ne

---

[26] M. A. Tremblay, « L'anthropologie de la santé en tant que représentation », dans F. Dumont et Y. Martin (dir.), *Imaginaire social et représentations collectives,* Québec, Les Presses de l'Université Laval, 1982, p. 263.

[27] M. Augé et C. Herzlich, « Introduction », *in* M. Augé et C. Herzlich (dir.), *art. cit.*, p. 15.

[28] M. Augé, « Ordre biologique, ordre social : la maladie, forme élémentaire de l'événement », *in* M. Augé et C. Herzlich (dir.), *art. cit.*, p. 63.

pas limiter les perspectives au traitement des maladies, mais de prendre en compte l'ensemble des composantes sociales et culturelles qui interviennent dans la santé. Peu à peu, l'anthropologie de la santé s'est considérablement diversifiée. Elle incorpore aujourd'hui des formes variées de collaborations entre anthropologues professionnels et personnels de santé et elle porte sur des objets multiples, nouveaux et de plus en plus pointus[29].

Dans un premier temps, le VIH/sida a ainsi engendré une importante vague d'études anthropologiques sur les perceptions de la maladie, les comportements sexuels des populations ou encore le recours à des guérisseurs ou à des thérapies connexes. Dans un deuxième temps, cette vague a porté sur l'observance des antirétroviraux ou sur l'attitude des personnels de santé. On voit à travers cet exemple, les deux grands chantiers de l'anthropologie de la santé (médicale) : d'un côté les représentations et les pratiques communautaires, de l'autre le système de santé moderne.

Les rapports entre culture, maladie et santé

Les rapports entre culture, santé et maladie sont au cœur des débats contemporains en santé publique. On reconnaît que les croyances, les valeurs ou les représentations de la santé et de la maladie ont une incidence sur les comportements à risque, les pratiques préventives et les attitudes des populations face aux services de santé. L'intérêt pour ces facteurs culturels est freiné par une méconnaissance des concepts et des

---

[29] J. P. Dozon et D. Fassin (dir.), *Critique de la santé publique. Une approche anthropologique*. Paris, Balland, 2001, p. 34.

modèles qui permettent d'en faire un usage judicieux dans les recherches et dans les pratiques professionnelles. Cette étude se propose d'initier les professionnels de santé, les intervenants en santé publique comme des étudiants universitaires aux contributions faites par les sciences sociales, et plus particulièrement, l'anthropologie dans l'analyse des rapports qui existent entre santé et culture. Le fait de définir la santé et la maladie comme des constructions socioculturelles entraîne souvent une remise en question des concepts et des modèles généralement admis par les sciences de la santé. Ce large potentiel sur la complémentarité des approches mise en évidence à travers l'ouvrage de Massé[30] qui traite des trois grands paradigmes que sont :

- les contributions de l'épidémiologie socioculturelle ;
- de l'ethno-épidémiologie jusqu'à la définition et à l'explication des maladies ;
- la place des savoirs et des logiques populaires dans l'élaboration de programmes de prévention qui tiennent compte de la culture des populations ciblées et la place des facteurs culturels dans une analyse multifactorielle de la santé des groupes ethniques.

Cette contribution, telle qu'elle est largement développée par Massé, ne concerne pas cette étude. S'il faut y revenir, c'est pour expliciter un point de vue et

[30] Après avoir obtenu son Ph. D. de l'Université Laval en 1983, Raymond Massé a travaillé pendant 11 ans comme chercheur dans le réseau québécois de santé publique. Il a assumé pendant 10 ans la charge du cours d'anthropologie de la santé offert dans le cadre du programme de santé communautaire à la Faculté de l'éducation permanente de l'Université de Montréal.

pour proposer un axe réflexif, à savoir le discours explicatif à l'instar de ces théories endogènes en vogue dans le système médical africain. Le discours explicatif dont il est question ici est ponctuel, épisodique et dynamique à cause des interférences diverses. Il importe alors de prendre en compte la connaissance ordinaire ou quotidienne qui est partagée par un groupe. L'approche explicative se penche sur la racontabilité de la maladie par le patient et par son environnement familial. Elle est proche de l'anthropologie de la maladie telle que préconisée par Kleiman[31] et Good[32], pour qui des efforts du patient, pour rendre intelligible et significatif son vécu à travers un langage qui n'est pas nécessairement celui de la médecine dite scientifique, mais reflète aussi des catégories et des représentations communes et accessibles à tous.

Massé[33] démontre, avec éloquence, comment la connaissance des systèmes populaires des savoirs et de sens ouvre à l'intelligence de la logique sous-jacente aux comportements des personnes, qu'il s'agisse de leur résistance ou de leur lenteur à adopter des conduites réputées saines, de leur apparente errance dans leur quête de soins, de leur fidélité mitigée aux conseils thérapeutiques ou de la rhétorique imagée qu'elles utilisent lorsqu'elles parlent de leurs problèmes de santé. C'est en tant qu'expert en savoirs populaires que

---

[31] A. Kleinman, *Culture and Depression: Studies in the Anthropology and Cross-Cultural Psychiatry of Affect and Disorder*, Berkeley, University of California Press, 1985, p. 85.

[32] B. Good, *Medicine, Rationality and Experience: An Anthropological Perspective*, Cambridge, Cambridge University Press, 1994, p. 89.

[33] R. Massé, *op. cit.*, p. 121.

l'anthropologue cherche à provoquer un virage ethnographique au sein de l'univers de la santé publique.

Selon cette approche, la maladie est un complexe de mots, de vécus et de ressentis qui cheminent ensemble à l'intérieur d'un groupe social. Un des avatars actuels de cette approche est dit rationaliste parce qu'il met l'accent sur les raisons, raisonnables ou pas, rationnelles ou pas, du malade. Il s'agit, en fait, de s'appuyer sur les causes, les soubassements, les aspirations et les motivations individuelles permettant de lire les comportements des malades et leurs conduites de santé. Rationaliste ne signifie pas fondé sur la raison scientifique, rationnel au sens de l'épistémè positiviste, mais plutôt réflexif par rapport au vécu individuel.

Les comportements humains, fussent-ils le fait des personnes malades ou saines, sont des actes de sens. L'anthropologie établit un rapport intelligible entre les phénomènes morbides et les institutions sociales. Elle montre que les croyances (en apparence irrationnelles) relatives à l'étiologie et à la résolution du malheur prennent sens dans leur contexte dont l'apparition du malheur s'intègre dans un dispositif explicatif qui renvoie à l'ensemble des représentations sociales du groupe. Fonctionnaliste, ce modèle suppose que les interprétations du malheur ont une utilité sociale qui ne relève pas d'une psychologie de l'individu ainsi que l'attestent les travaux de Lucien Levy-Bruhl (Ackerknecht, 1906-1988).

Ainsi appréhendée, l'observation des faits sorcellaires révèle ce qui construit le social. Ils sont décrits comme une force de régulation des rapports entre les hommes d'un même groupe. La sorcellerie est une institution normative du social. Cette thèse est reprise par Turner, depuis 1968, lorsqu'il souligne le rôle social de la pratique divinatoire par laquelle les Ndembu de la Zambie élaborent le diagnostic de la maladie afin de réparer des perturbations du champ social. Victor Turner[34] indique que le rituel reproduit la situation sociale en lui donnant ordre et forme. Il permet de résorber les conflits engendrés par les interactions sociales en établissant des normes du sacré et du profane, du moins temporairement. Ce n'est là ni un instrument de répression ni une soupape de sûreté, mais le rituel qui recadre la nature des conflits pour les contrôler.

De ses travaux découle le postulat selon lequel les médecines dites traditionnelles utilisent socialement la maladie pour gérer la cohésion de la société étant donné que le praticien est en même temps un *m'fumu* et un *ngunza,* c'est-à-dire, une autorité religieuse et même parfois politique. La brèche est ouverte par les anthropologues fonctionnalistes qui ont soulevé l'existence d'un état intérieur, mais qui n'ont su le regarder que sous l'angle de sa fonction de régulation judiciaire ou policière. Le structuro-fonctionnaliste offre la possibilité d'étudier des relations humaines, plus particulièrement des conflits d'intérêts, la régulation et l'analyse des ajustements entre les acteurs. Le système médical, la nosologie et le système de soins apparaissent alors comme le biais de contrôle de ses membres par la société.

À un niveau plus significatif, la maladie fonctionne comme le reflet des structures sociales. Son caractère perturbant renvoie aux conflits signalés dans des

---

[34] V. Turner, *The Drums of affiction. A study of religious process among the Ndembu of Zambia,* Oxford, Claredon Press, 1990, p. 96.

structures sociales et son traitement fait appel à des stratégies de régulation sociale. La finalité première de ces approches est d'élargir l'analyse du discours sur la santé et sur la maladie, le domaine privilégié du savoir médical aux données socioculturelles, c'est-à-dire en respectant les principes et les valeurs propres à un acteur donné dans une culture donnée. C'est ce qui reflète les conceptions communautaires de la maladie et de la santé dans un contexte culturel spécifique comme celui de la République démocratique du Congo.

À travers ces différentes approches de lecture des phénomènes de santé, l'anthropologue doit insister auprès de gestionnaires de programmes de santé sur la clarté par rapport à la culture, de manière à créer un nouveau climat intellectuel au sein des équipes de santé publique. C'est de cette façon qu'on peut interroger autrement l'environnement social et culturel des malades en construisant d'autres instruments de recherche pour ainsi recueillir des données complémentaires.

Cette façon de procéder permet de recourir aux autres modèles pour d'éventuelles liaisons entre le savoir des personnes et leurs comportements. Il s'agit de planifier autrement les différentes interventions qui s'inséreraient dans d'autres contenus du programme de l'éducation sanitaire… À ce stade, il est important d'identifier les basiques culturels qui sont à même d'établir le dialogue entre le personnel soignant et les utilisateurs de service de santé.

Chapitre II. LA CULTURE COMME OUTIL DE COMPRÉHENSION DES PROBLÈMES DE SANTÉ

Ce chapitre propose au personnel soignant l'intérêt pour lui de prendre en compte des facteurs sociaux et culturels dans la prise en charge des patients afin de leur fournir des soins relatifs à leurs besoins de guérison. Une telle tâche est dévolue à l'anthropologie médicale qui permet d'atteindre ce but. C'est dans ce cadre qu'un certain nombre de concepts utilisés en anthropologie peuvent être appliqués à la médecine clinique afin d'enrichir le cadre conceptuel pour le besoin de l'interculturalité qui est nécessaire dans les relations médicales. À ce sujet, Patricia Hudelson[35] rapporte que :

> *un patient séropositif d'origine burundaise accepte de commencer un traitement antirétroviral, mais manque ses rendez-vous à maintes reprises. Une jeune Bosniaque refuse de regarder son médecin dans les yeux. Un patient kosovar somatisant insiste sur l'origine physique de ses douleurs et demande des examens excessifs. Un patient bosniaque refuse d'envisager la chirurgie orthopédique pour remédier à une blessure de guerre.*

Comme l'attestent ces situations rencontrées à la Polyclinique de médecine, à Genève, les médecins

[35] P. Hudelson, « Quelques cas vécus à l'hôpital de Genève, en Suisse », in *La revue de Médecine et d'hygiène*, octobre 2002, p. 34.

travaillant dans un cadre multiculturel doivent quotidiennement comprendre les besoins et les attentes des patients d'origines sociales et culturelles très diverses et y répondre. La diversité socioculturelle et linguistique de la population en milieu hospitalier représente un défi majeur pour les systèmes de santé. Si les patients et les soignants diffèrent en termes de langues, de styles de communication, de connaissances et pratiques en matière de santé, ils peuvent en résulter des malentendus ainsi que des difficultés pour poser un bon diagnostic, développer un plan de traitement approprié ou pour assurer un suivi adéquat. Comme on le voit, l'anthropologie médicale apporte un savoir capable de structurer :

- les styles de communication (verbale et non verbale) ;
- les perceptions des causes, des mécanismes, de la gravité, des conséquences de la maladie et des traitements adéquats ;
- la signification et l'importance accordées à la maladie ;
- des attentes à l'égard des services et des professionnels de santé ;
- des attentes à l'égard de la relation patient-soignant (type de communication, de prise de décision, de secret professionnel, etc.).

De la clarification du concept *culture*

Il existe une multitude de définitions possibles du concept « culture ». À ce niveau de l'étude, nous considérons la définition de Helman[36] pour qui la culture :

> *est un ensemble de balises (explicites et implicites) dont héritent les individus en tant que membres d'une société particulière et qui leur disent de quelle façon voir le monde, l'expérimenter émotionnellement et s'y comporter en relation avec les autres, les forces surnaturelles, les dieux et l'environnement naturel. Elle offre aussi à ces gens une façon de transmettre ces balises à la génération suivante par le recours à des symboles, un langage, l'art et le rituel.*

En abordant tout ce qui a trait à la santé et à la maladie par le biais de l'ethnomédecine ou en empruntant le chemin de la culture, on s'attend à s'éloigner du biologique pour entrer dans la sphère du symbolique même si pareille attente es souvent trompeuse. Loin de constituer un monde autonome, la sphère de la culture apparaît à plus d'un titre comme étant complémentaire du biologique.

Ce faisant, le rôle de la culture n'est plus à démontrer dans la modification de l'interaction entre l'environnement inorganique et la population. Ceci peut s'illustrer à travers l'usage du vêtement qui altère

---

[36] C. G. Helman, "Feed a Cold, Starve a Fever: Folk Models of Infection in an English Suburban Community, and Their Relation to Medical Treatment", in *Culture, Medicine and Psychiatry*, 2, 1978, p. 107.

l'impact des rayons ultraviolets sur le corps des personnes qui s'exposent longuement au soleil.

Étant donné qu'il convient d'apporter des précisions sur le rôle de la culture autour du tandem santé-maladie, il faut s'attendre au fait que le vêtement soit présenté comme un moyen pour renforcer l'identité, pour favoriser la réinsertion sociale, et par là, de modifier l'impact de l'environnement inorganique sur l'organisme. L'habit n'est dans ce cas qu'un filtre dont le rôle est la réduction de l'incidence de ces rayons nocifs sur l'organisme. Sa fonction devient, dans cette alternative, biologique.

Dans le contexte de l'anthropologie, la culture, à l'instar de l'habit pour le corps, est plus un filtre pour mieux connaître les agents pathogènes et pour les identifier. C'est d'ailleurs le terme qu'emploie l'anthropologue Jean Benoist[37].

Des enquêtes effectuées à La Réunion sur les helminthiases ont montré des variations considérables dans la prévalence et dans la charge parasitaire. C'est ainsi qu'on est parvenu à les expliquer par l'entremise de certains comportements spécifiques par rapport aux diverses ethnies présentes au sein de la population sous étude. Les Indiens, par exemple, ne sont presque pas touchés par la maladie. Or, note Jean Benoist, dans leur héritage figurent de multiples indications relatives au comportement quotidien qui interviennent sur les relations avec l'environnement : séparation de pur et de l'impur, lavage rituel des mains, ferme définition de l'espace de défécation, etc.

---

[37] J. Benoist, "Illness, disease, sickness. Visages et masques de la maladie", in *Santé et ses métamorphoses*, Supplément la recherche, 1995, p. 7-9.

Ailleurs, dans le même article, Jean Benoist[38] énonce la règle générale correspondant à ce cas particulier :

> *en organisant par des règles culturelles leurs rapports avec l'espace, les hommes règlent, en effet, sans en avoir conscience leurs relations avec les sources d'infection parasitaire. Les modalités d'utilisation de l'espace, les symboles qui lui sont liés et la façon dont ils sont actualisés dans la vie quotidienne. Les rituels relatifs à la pureté (à la séparation entre l'individu et la souillure) sont autant de filtres qui s'interposent entre l'homme et le milieu naturel, et qui nuancent sa réceptivité aux parasites dont ce milieu est porteur.*

Si elles trompent une attente, les observations de ce genre n'en sont évidemment pas moins intéressantes et importantes en tant que compléments de l'hygiène physique. On devra donc s'étonner de ce que les méthodes des anthropologues ne soient pas couramment utilisées par les épidémiologistes. S'il faut souligner qu'elles trompent une attente, ce n'est donc pas pour les déprécier, mais pour rappeler que d'autres perspectives, tout aussi intéressantes, demeurent ouvertes. Si Freud a dû préciser qu'un cigare est aussi un symbole, il faut sans cesse rappeler, pour les raisons inverses, qu'un vêtement est aussi un symbole utilisant des approches anthropologiques. Gaimard Maryse[39] voudrait dans sa

---

[38] *Ibid.*, p. 64.

[39] G. Maryse, « Santé, morbidité et mortalité des populations en développement », in *Mondes en développement,* 2008/2 (n° 142), p. 23-38. Cf. : https://www.cairn.info/revue-mondes-en-developpement-2008, consulté le 12 juillet 2020.

démarche établir des corrélations entre les rites de l'accouchement et du sevrage et la mortalité infantile. On est là conduit vers une piste sociologique. On présume que chez les Touaregs comme chez les autres peuples du continent africain, la mortalité infantile baisse en fonction de l'ascension sociale. Mais, l'inverse peut aussi se vérifier.

Pour tenir leur rang, des mères bien nées doivent se libérer des soucis communs qui les obligent à confier leurs enfants à des femmes de la classe la plus basse. À ce propos, on peut estimer que la surmortalité s'expliquerait par le choc de la séparation et l'appauvrissement du contexte affectif qui s'ensuit. Sans exclure les hypothèses de ce genre, les auteurs se dirigent spontanément vers le premier fait biologique visible à l'horizon : s'il y a surmortalité, c'est d'abord parce que les besoins élémentaires des enfants, à commencer par le besoin de boire, sont contrariés par des mères adoptives dont toute l'attention n'est pas disponible. Voilà une explication intéressante et de bon aloi. Un tel bon sens est teint de beaucoup de suspicion en ce qu'il accrédite l'idée selon laquelle le culturel et/ou le symbolique n'ont pas une efficacité propre, négative ou positive, et qu'il ne peut agir qu'en modifiant le parcours d'un agent pathogène.

Comme nous venons de le voir, certaines attentes peuvent s'avérer trompeuses. Cela est illustré à travers des études anthropologiques qui stipulent que des études biologiques peuvent avoir des prolongements culturels inattendus. Il en est de même, par exemple, des travaux sur la dissémination des maladies infectieuses, on s'accorde aujourd'hui que des maladies pour lesquelles ils ont été initiés ont apporté des éclaircissements sur l'homme en général et que sans les interventions de ce dernier, elles seraient pour jamais confinées à leur foyer originel.

Dans un ouvrage récent et remarquable, Mirko D. Grmek[40] a retracé les origines et le cheminement des maladies telles que la lèpre, la tuberculose, le favisme, la syphilis. Il en est ainsi de l'odyssée du schistosome, c'est-à-dire de ce parasite qui provoque la bilharziose et qui, aux dires de Foster et Anderson[41], est une maladie parasitaire, atteignant aujourd'hui, surtout en Afrique, environ 200 millions de personnes.

À un certain stade de son cycle, le schistosome est le parasite d'un escargot d'eau qui se transmet ensuite dans le corps humain. Dans cette *odyssée,* ce sont aussi des travaux de voirie qui ont permis aux individus étrangers de se contaminer à partir des régions primitivement infestées. Il suffisait, pour que le malheur ait lieu, que ces voyageurs se trempent les pieds dans l'eau sous un pont, mais aussi par des travaux hydroélectriques et par l'irrigation. Ce sont de tels travaux qui ont, de surcroît, fait agrandir le territoire du schistosome dans le monde.

Il s'agit là des effets de contagion dus au progrès et au développement provoquant l'internationalisation de cette maladie. Les conséquences culturelles et sociales d'un tel phénomène sont d'une extrême gravité. L'internationalisation des maladies infectieuses aura sans doute contribué, plus que bien d'autres facteurs, à déstabiliser la médecine traditionnelle et par là, à ébranler des sociétés entières.

---

[40] M. D. Grmek, *Les maladies à l'aube de la civilisation occidentale,* Paris, Payot, 1983, p. 52.

[41] G. Foster et B. *Anderson, Medical anthropology,* New Work: John Wiley and Sons Ltd, 1978, p. 31.

Le prestige de la médecine occidentale se trouve ainsi renforcé, car dépositaire des méthodes requises dans la lutte contre les nouveaux fléaux anonymes. On comprend alors pourquoi cette médecine est de plus en plus fréquemment qualifiée de médecine internationale.

La célèbre étude de Lévi-Strauss[42] sur l'efficacité symbolique prend toute son importance dans le contexte comme celui-ci. L'amorce reste le premier grand texte magico-religieux des cultures sud-américaines qui a été recueilli par l'Indien Cuna Guillermo Haya auprès d'un vieil informateur de sa tribu (les Cuna habitent le territoire de la République de Panama). Il s'agit d'un long chant, dont la transcription s'étale sur dix-huit pages, destiné à aider au bon déroulement d'un accouchement compliqué. Ce qui distingue ce chant des autres textes chamaniques connus, c'est qu'il constitue, selon l'expression de Lévi-Strauss, une manipulation psychologique.

Dans ce cas précis, la cure ne comporte aucune de ces manipulations physiques dont le caractère magique reste évident, tandis que dans des cures typiques, les paroles du shaman sont très difficiles à interpréter parce que sans lien avec la réalité de la maladie et comportent, dans ce cas-ci, une description assez minutieuse de ce qui se passe dans le vagin de la femme. Le mythe flirte dans le texte avec la réalité :

- *ton corps gît devant toi dans le hamac ;*
- *son blanc tissu est étendu ;*
- *son blanc tissu interne se meut doucement ;*

[42] Cl. Lévi-Strauss, *Anthropologie structurale*, Paris, Plon, 1958, p. 94.

- *ta maladie gît devant toi, croyant qu'elle a perdu la vue ;*
- *dans son corps, ils replacent son nigapurbalete.*

Ici, nous ne proposons que ces quelques vers afin de donner un aperçu de ce chant d'allure allochtone. Il nous est impossible d'en proposer une interprétation dans le cadre de cette réflexion. Aussi renvoyons-nous à la page où Lévi-Strauss a proposé une explication de l'efficacité de la cure. Le lecteur comprendra que cette page ne pouvait être ni abrégée ni résumée.

Dans ce cas, la cure va consister à rendre pensable une situation donnée, en termes affectifs et acceptables pour l'esprit, la douleur que le corps se refuse à tolérer. Que la mythologie du shaman ne corresponde pas à une réalité objective n'a pas d'importance. La malade y croit, et elle est membre d'une société qui y croit… Des esprits bienfaisants comme ceux qui leur sont opposés, des monstres surnaturels et tous les animaux magiques font donc partie d'un système cohérent qui fonde la conception locale de l'univers. Ainsi, la patiente doit les accepter et mieux encore ne jamais les mettre en doute. Ce qu'elle n'accepte pas, ce sont les douleurs incohérentes et arbitraires qui constituent un élément étranger à son système social et que, par l'appel du mythe, le shaman va replacer dans un ensemble où tout se tient. Ayant ainsi compris le fondement de ce message, elle ne peut se résigner, c'est ladite mythologie qui guérit. Mais, rien de tel ne se produit chez un certain malade lorsqu'on lui a expliqué la cause de ses désordres en invoquant des sécrétions, des microbes ou des virus. On nous accusera, certes, d'être paradoxal lorsque nous objecterons que la raison est telle que les microbes existent alors que des monstres n'existent pas. Cependant, la relation entre microbe et maladie est extérieure à l'esprit du patient : c'est une relation de cause à effet, tandis que la relation entre monstre et maladie est intérieure à ce même esprit, conscient ou inconscient. Il s'agit là d'une relation du symbole par rapport à la chose symbolisée et, pour employer un terme cher aux linguistes, d'une relation du signifiant au signifié.

Le shaman propose à la patiente un langage dans lequel peuvent s'exprimer immédiatement des états informulés, mais autrement informulables. C'est ce passage qui conduit à cette expression verbale qui permet en même temps de vivre sous une forme ordonnée et intelligible une expérience actuelle, mais sans anarchie, et ineffable. Un tel passage provoque le déblocage du processus physiologique, c'est-à-dire une réorganisation heureuse de la séquence dont la malade subit le déroulement.

On aura remarqué le lien entre la cure chamanique ainsi interprétée et la psychanalyse. Lévi-Strauss[43] dira à ce propos que :

> *le malade atteint de névrose liquide un mythe individuel en s'opposant à un psychanalyste réel ; l'accouchée indigène surmonte un désordre organique véritable en s'identifiant à un shaman mythiquement transposé.*

Certes, la psychanalyse n'avait plus d'autorité, au moment où *L'Anthropologie structurale* de Lévi-Strauss a paru. Mais, cela enlève-t-il quelque chose à l'idée que l'efficacité du symbole tient autant à son sens sinon plus

[43] Cl. Lévi-Strauss, *op. cit.*, p. 205.

qu'à sa fonction ? Le symbole émeut, enchante, signifie et il est, par ce fait même, nourriture et remède. Le microbe agit à la manière d'un levier. Et si on appauvrit la culture en élaborant un filtre pour microbes, on l'appauvrit encore davantage en faisant un ensemble de pseudo-métaphores qui n'ont conservé aucune des propriétés du symbole vivant.

Pour nous, la culture désigne ce que les gens doivent apprendre et assimiler, par opposition à l'héritage biologique. La culture se compose des connaissances, des valeurs, des croyances et des règles de vie qui sont communes à des individus et qui leur permettent de vivre et de travailler ensemble en communiquant efficacement. La culture n'est pas l'ethnicité et encore moins une forme de nationalité dès lors qu'elle se fonde sur des expériences uniques des individus dans la mesure où ceux-ci partagent des trajectoires communes. S'il est vrai que la nationalité et l'ethnicité peuvent être des sources de connaissances et d'expériences communes, d'autres facteurs comme l'âge, le sexe, la trajectoire migratoire, la classe sociale, l'éducation, la profession peuvent représenter des sources d'une variabilité culturelle intra-nationale ou intra-ethnique. Qu'on s'imagine des sociétés (nations, groupes ethniques) comme étant des mosaïques formées de nombreuses cultures entremêlées et en perpétuelle évolution, peut être utile aux cliniciens dans la mesure où cette image aide à éviter des stéréotypes et favorise, ce faisant, la recherche des caractéristiques culturelles pertinentes pour chaque patient.

Disease, illness, sickness

Pour l'anthropologue médical, ce n'est pas la maladie en tant que catégorie objective de la médecine qui l'intéresse, mais c'est la manière dont les gens ordinaires élaborent la notion de maladie à travers leur propre pratique, leur expérience et les contacts qu'ils ont avec les spécialistes. Dans toutes les cultures, un triple espace permet aux anthropologues médicaux d'élaborer une théorie de la maladie, à savoir :

- l'espace organique du corps (la maladie comme altération physique) ;
- l'espace psychologique de l'individu (la maladie comme expérience personnelle) ;
- l'espace socioculturel (la maladie comme événement social).

Ces espaces permettent de comprendre comment la réalité clinique se construit en fonction des visions culturelles : celle du médecin et celle du patient. L'influence de la culture porte sur tous les aspects de l'expérience personnelle de la maladie : la perception des symptômes et la façon d'y réagir, la manière de nommer, de décrire et de gérer les changements physiques, le moment où l'aide médicale doit être sollicitée, la durée souhaitable de la prise en charge et les critères d'évaluation des soins reçus. La culture enseigne comment être malade.

Être malade dans la culture négro-africaine

En considérant la définition encyclopédique de l'homme, celui-ci est donc un être humain appartenant au genre Homo et à l'espèce Sapiens. L'être humain est donc principalement distinct du règne animal, par sa faculté de penser, d'avoir des idées, par son jugement et ses opinions. Au-delà de cette définition, on peut constater, à travers quelques planches anatomiques que l'homme, quelle que soit son origine sociale et culturelle, est normalement constitué d'un squelette comprenant deux cents os, permettant de soutenir, de protéger et de fixer ses cent trente et un muscles. Son corps (organisme) est constitué d'un appareil circulatoire complexe permettant au sang de circuler au sein d'un système de vaisseaux, lui permettant de remplir des fonctions nutritive, respiratoire, excrétoire, immunisante.

Le corps biologique, dans son acception la plus générale, est un corps individuel. Il est le réceptacle des manifestations organiques, physiologiques, psychologiques, émotionnelles, etc. Cette conception permet à l'anthropologue de saisir le concept du vécu subjectif : la souffrance et la douleur ne sont pas quantifiables, car l'une comme l'autre appartiennent au corps individuel. L'expérience du malheur à travers ces deux caractéristiques oblige l'individu à délimiter, de manière subjective, son propre corps. Bryon Good[44] distingue trois mondes, qui sont :

- des objets physiques/états physiques représentés par les troubles somatiques du patient : *Disease* ;
- des états de conscience/états mentaux exprimés en souffrance et douleur : *illness* ;
- des contenus de la pensée objective, autrement dit *sickness*, qui dépendent de la

[44] B. Good, *Medicine, Rationality and Experience: An Anthropological Perspective*, Cambridge, Cambridge University Press, 1994, p. 39.

perception sociale. C'est la maladie telle que rapportée par les discours sociaux et entretenue par les institutions médicales.

Dans ce contexte, il est nécessaire de préciser une nouvelle fois que l'objectivité dont parle Bryon Good est relative, pour autant qu'elle n'est pas universelle, mais qu'elle est dépendante d'une subjectivité culturelle liée à une dimension sociale de la santé qui est livrée par l'inférence étiologique.

Cela étant, ce qui importe en anthropologie médicale, c'est la façon de comprendre la manière dont le malheur et la souffrance sont perçus à travers les discours que tiennent les individus ; c'est-à-dire des enveloppes charnelles revêtant de multiples fonctions qui peuvent être à la fois organiques, physiologiques, sociologiques, culturelles et, pourquoi pas, religieuses lorsqu'on sait que le corps est indissociable de la notion de personne. Selon Myriam Heron, elles sont des aides-soignantes, à la rencontre quotidienne du corps de « l'Autre » et effectuant des soins respectueux des valeurs culturelles et cultuelles des patients[45].

En négro-culture, le corps représente la personne dans son ensemble. En milieu douala, du Cameroun, on donne le conseil suivant avant un voyage : « Prends bien soin de ton corps (*nyolo*) ! », plutôt que :

Fais attention à ne pas perdre ton âme (edi). Ce qui veut dire simplement *Veille à ta santé. C'est que la maladie préfigure la « dégradation du corps »* (*mbeu'anyolo*).

Dans ce cheminement culturel, on arrive au constat selon lequel la division du « corps » se fait en une partie

[45] M. Heron *et alii*, « La dimension culturelle dans les situations de soins », in *Soins*, n° 747, 2010, p. 15.

visible, devenue comme une carcasse et l'autre partie qui est invisible où se réfugie l'énergie. La santé coïncide avec la réunification de ces deux parties au point que la personne ne fasse plus qu'un seul corps comme en témoigne cette plainte significative trouvée dans la lettre d'un enseignant qui est rapportée par De Rosny[46] :

> *mon père, je souffre beaucoup. Je connais beaucoup de choses, mais je n'agis pas… Il y a comme une force invisible qui me retient et qui me rend lymphatique et flottant dans ma carcasse.*

À la différence de la conception grecque du composé humain où l'âme est un principe « *immatériel* » et le corps « *matériel* », la césure s'opère au niveau de « *l'invisibilité* ». Une telle distinction n'est pas sans conséquence : la corporéité de l'homme ne sera pas escamotée même si elle échappe en partie aux yeux ordinaires.

Mais, un corps ne peut être perçu, encore moins pensé, sans sa relation avec les autres corps. La « relation » interpersonnelle doit être considérée, lorsqu'on veut réellement comprendre le comportement typique des Africains, en tant qu'élément constitutif de leur identité. En société négro-africaine, l'individu ou davantage encore l'individualiste est considéré comme celui-là qui se plaint constamment et à tout bout de champ parce qu'il se comporte comme s'il pouvait se passer du groupe pour exister et en mettant en question son unité.

Le terme le plus adéquat pour désigner en langue française ce qu'on entend ordinairement par *sorcier* ne serait-il pas celui d'*individu*, c'est-à-dire de l'homme ou de la femme qui prétendrait profiter du groupe à son

---

[46] De Rosny, *La nuit, les yeux ouverts*, Paris, Seuil, 1996, p. 29.

avantage personnel sans l'accord du clan ? Pour illustrer ce qui précède, considérons une culture particulière, la culture yaka, en République démocratique du Congo, qui a été fortement influencée par les cultures kongo et lunda. Sous l'angle de ses aspects spatiaux et temporels, cette culture considère le corps tant à la fois comme un lieu confiné et une source d'échanges. Pour Devisch, le corps possède une extension physique plus ou moins confinée à laquelle s'ajoute une capacité de relation[47]. Il est délimité par des frontières physiques (la peau) et sociales (le port vestimentaire, les décorations, les sentiments et tous les aspects en rapport avec la pudeur, etc.). Le corps possède une étendue dans l'espace et dans le temps, étant donné qu'il naît, se développe et meurt.

En même temps, le corps constitue le moyen par lequel l'individu s'ouvre à l'autre et au monde. C'est, entre autres, par les orifices (le nombril, la fontanelle « par où le géniteur nourrit le fœtus », les seins, la bouche, le nez, l'anus et les organes génitaux) et c'est par les organes sensoriels que s'établissent les échanges et la distinction entre l'individu et les autres, entre le dedans et le dehors, entre le haut et le bas, le devant et le derrière. Les Yaka distinguent :

- la communauté de table *diisasana* : être réciproquement, occasion, possibilité et invitation à partager le repas ;
- la communauté de lit *biindasana maalu* : s'exhorter mutuellement à s'entrelacer les jambes avec l'autre ;

[47] R. Devisch, *Forces et signes : regards croisés d'un anthropologue et d'un psychanalyste sur les Yaka,* Paris, Éditions des archives contemporaines, 1996, p. 34.

- le jeu familier d'attouchement (*dyaata-sana*) et le contact olfactif (*nyuukisana*) constituent une invitation à une intimité physique et un don réciproque.

En effet, une nosologie soutient l'hypothèse selon laquelle la mise en rapport des maladies et des médicaments construit un système médical et renvoie à la fois à la représentation du monde, de l'homme, du bien-être et du mal.

Quelques plaintes recueillies auprès des tradipraticiens lors de nos recherches doctorales en 2007, à Kinshasa, sont synthétisées dans le tableau ci-dessous.

Tableau n° 1. Nosographie de quelques maladies à Kinshasa

Nom en langue locale	**Traduction en français**	**Explication**
1. *Libumu Koswa, (lingala)*	Maux de ventre	Cette pathologie est caractérisée par les maux de ventre s'accompagnant des vomissements, de la diarrhée, etc.
2. *Nyokankaw (kikongo)*	Serpent ou ver dans la matrice	Le tradipraticien indique une espèce de ver ou une sorte de serpent qui serait la cause des avortements imprévisibles de bon nombre de patientes, victimes des maladies gynécologiques, y compris la stérilité.

3. *Lukika (kikongo)*	Maux de tête	C'est la présence des céphalées chez le malade. Elle s'accompagne des saignements ou rhinite.
4. *Thulu (Kiyaka)*	*Poitrine*	C'est toute affection qui manifeste les douleurs au niveau de la cage thoracique (la toux, la tuberculose, l'asthme), etc.
5. *Kozanga makila (lingala)*	*Absence de sang* et avitaminose	Le thérapeute interprète cette maladie par une faiblesse généralisée du corps du patient, par le fait que les cheveux jaunissent, etc., et est aussi associé le cas d'anémie SS.
6. *Botutu (lingala)*	« Malédiction »	Le signe de cette affection est le fait que les affaires ne marchent pas : pas de mariage, de travail, de maternité, etc. Un mauvais sort est aussi connu par le thérapeute comme un signe de malchance
7. Sikama (kikongo)	Panaris	Gonflement d'un doigt avec possibilité de pourriture, etc.
8. Nzoto moto, Moto-moto	Corps ayant une température	Le thérapeute l'explique par la présence d'une fièvre généralisée dont la

(lingala)	élevée	cause ultime n'est pas identifiée
9. *Mulangu (kikongo)*	Hernie	Gonflement de la partie inférieure du pubis accompagné de douleurs
10. *Nyama ya miso (lingala)*	Cataracte	Présence d'un ver dans l'œil. Elle s'apparente aussi à la conjonctivite, etc.
11. *Maladi ya ndeke, (lingala)*	La maladie des oiseaux	L'épilepsie. Le malade se convulse avec de la bave dans la bouche. Certains malades, sous ce coup, font la diarrhée, etc.
12. *Sanga (kikongo-lingala)*	Mélange	Maladie liée à une infidélité conjugale attaquant l'enfant. Elle se manifeste par la diarrhée, les fièvres chroniques chez l'enfant.
13. *Pota libumu (lingala)*	Plaie au ventre	Ce sont l'hémorroïde, les maux de dos, la faiblesse généralisée, les courbatures, l'impuissance sexuelle pour les hommes, l'ouverture anale, diarrhée sanguinolente, etc.

14. ***Mpese (lingala)***	Cancrelat	C'est la dermatite ou présence d'une éruption cutanée sur le corps du malade.

Source : Ipara, 2010.

Rappelons l'évidence selon laquelle on n'est pas malade des mêmes maladies partout. De même, on ne se soigne pas de manière identique à travers toutes les sociétés.

Le traitement administré par le *nganga* s'adresse donc à la cause en effectuant les démarches ci-après :

- la recherche de l'esprit malfaisant ou de l'homme au service duquel il travaille. C'est la recherche du sorcier « *ndoki* » ou du tabou transgressé ;
- la mise en route des contre-mesures de protection par l'usage des fétiches afin de trouver la guérison, en chassant ou en tuant l'esprit malfaisant ;
- la première partie du traitement demande souvent la réunion du groupe familial et l'action spécialisée d'un devin (ou voyant), qui utilisera parfois une épreuve : l'ordalie, par exemple ;
- la seconde partie est l'affaire du soignant proprement dit. Il peut mettre des forces surnaturelles en action pour combattre les esprits malfaisants en exigeant des frais exorbitants comme récompense, car sa vie en dépend.

Selon Bibeau[48], les maladies dans les sociétés de l'Afrique centrale, telles que chez les Angbandi, ne

---

[48] G. Bibeau, « Essai de pathologie ngbandi », in *Bulletin de Médecine Traditionnelle au Zaïre et en Afrique*, 1978, p. 6.

peuvent pas être envisagées en dehors de leur insertion dans l'ensemble de leur système médical qui, par son caractère compréhensif, jette un pont entre l'approche biomédicale et l'approche culturelle. De manière plus précise, en ce qui nous concerne, l'essentiel est d'attester de l'existence du lien organique entre le modèle médical propre à une culture, la conception que cette culture se fait de la maladie et la terminologie qu'elle utilise pour se référer verbalement aux maladies.

La théorie médicale naturaliste interprète essentiellement les maladies comme des « faits biologiques et médicaux » universels reliés à la variabilité des contextes culturels particuliers uniquement par le biais des divers milieux écologiques[49]. C'est cette « théorie naturaliste » qui se maintient à la base de toute la structure médicale occidentale : primat de l'organique, caractères objectif et biologique des symptômes, instruments quantitatifs dans l'élaboration des diagnostics, principes allopathiques de la compensation chimique dans les traitements, etc.

Foucault a bien montré à travers certaines de ses études sur la naissance de la médecine clinique occidentale comment le regard médical se situe à l'origine même de la « théorie médicale naturaliste ». Dans la

[49] C'est dans le cadre de cette conception que furent créés à l'époque coloniale les Instituts de Médecine Tropicale. Après les indépendances, les universités des anciennes métropoles ont généralement utilisé le terme de *santé internationale* et ont créé des départements de santé internationale spécialisés dans l'étude comparative et épidémiologique des maladies dans les différentes régions du monde. Ces nouvelles structures académiques n'ont fait que *décoloniser* le vocabulaire et leur programme continue à s'inspirer de la perspective naturaliste antérieure.

Naissance de la clinique[50], il examine les conditions de formation de cette articulation. Les chaires de médecine, écrit-il, se sont déplacées vers la fin du XVIIIe siècle, des universités vers les hôpitaux dans lesquels des malades de tout genre venaient vivre leurs derniers jours. C'est dans cet espace hospitalier que les professeurs de médecine initiaient leurs élèves à porter, sur les diverses formes pathologiques exposées dans les salles, un certain regard différentiel permettant d'opérer dans le monde des maladies une classification semblable à celle que les botanistes avaient mise au point pour les plantes.

Si le point de départ de construction du modèle médical occidental dominant est dans le regard, on peut dire que son point d'arrivée est dans la parole qui restitue ce que le regard a appréhendé. À la théorie organique de la maladie correspond la théorie naturaliste du langage. S'agissant de la maladie, regard et parole forment, en effet, un ensemble articulé dont les éléments sont soudés les uns aux autres de sorte que toute transformation au niveau d'un élément implique nécessairement une modification globale de la structure d'ensemble. Comme le soutient Bibeau, pour que puisse émerger un nouveau modèle médical, il faut donc qu'apparaissent, dans son prolongement, deux nouvelles théories pour remplacer celles qui étaient liées à l'ancien modèle.

Alors est née une nouvelle théorie de la maladie qui ne limite pas la compréhension de celle-ci à un simple « fait médical » réductible à des éléments physiologiques et biologiques atteignables par le regard, mais envisage également ses autres dimensions en le considérant comme un « fait sociohistorique » et comme un « fait

---

[50] M. Foucault, *Les mots et les choses,* Paris, Gallimard, 1966, p. 87.

psychosocial ». Il s'en est suivi la théorie de la relation entre langage médical et maladie. C'est cette théorie qui permet d'intégrer dans le vocabulaire médical des éléments symboliques et socioculturels dont nous reparlerons plus loin.

Ailleurs, Bibeau a publié un glossaire de cent trente-quatre noms de maladies les plus courantes et par lequel les gens se réfèrent régulièrement dans les conversations quotidiennes[51]. Le nombre élevé de termes repris dans ce glossaire permet de dégager les principes taxonomiques qui structurent l'organisation interne des noms que les Angbandi appliquent à leurs maladies.

Dans la suite, on peut se limiter à la retranscription des termes utilisés par Gilles Bibeau au sujet des Angbandi pour parler des maladies de la peau. Cette catégorie de maladies est représentée par vingt-deux termes dans le glossaire, nombre qui devrait suffire à illustrer les principes classificatoires dont il sera question plus loin dans quelques observations générales sur les noms des maladies, principes de nomination des maladies et axes classificatoires[52].

Au niveau des exemples, il aurait pu parler à plusieurs reprises de maladies autres que celles de la peau. Nous fournirons, dans ces cas, une information partielle sur ces maladies. Dans sa constitution du vocabulaire ngbandi, Bibeau est parti de situations concrètes de maladies telles qu'il a pu les suivre principalement à travers le traitement ou encore dans la vie de tous les jours en milieu ngbandi

---

[51] G. Bibeau, « Essai de pathologie ngbandi », in *Bulletin de médecine traditionnelle au Zaïre et en Afrique*, 6, 1978.

[52] G. Bibeau, « Essai de pathologie ngbandi », in *Bulletin de Médecine Traditionnelle au Zaïre et en Afrique*, 6, 1978.

de la République démocratique du Congo[53]. En retranscrivant les symptômes, en notant les causes et en prenant acte des divers traitements, il a été attentif non seulement à préserver les conceptions originales des Angbandi, mais également essayé de maintenir la littéralité de ce qui lui était dit afin de s'offrir une distance intellectuelle au minimum de la pensée des guérisseurs et des malades. Afin de permettre une plus grande précision dans l'identification d'une maladie donnée et dans les comparaisons entre les différentes maladies de la peau (et du glossaire dans son entier), il a présenté chaque maladie en cinq points de vue différents qui sont :

- *le sens du mot :* pour chaque maladie, on a signalé le fait lorsque le nom était propre et qu'il n'était jamais employé en dehors du contexte médical. Lorsque le nom de la maladie est celui-là même qui est aussi utilisé dans un contexte non médical, l'auteur utilise son sens premier et montre quels étaient les liens existants entre le contexte non médical d'utilisation du terme et l'emploi de ce terme comme nom de maladie ;
- *la symptomatologie :* pour chaque maladie, Gilles Bibeau fournit le symptôme dominant et, dans certains cas, les symptômes secondaires associés. Il faut rappeler que la symptomatologie ne s'exprime pas seulement au niveau du corps dans la médecine des guérisseurs et que leur

[53] La base de données anthropologiques auxquelles nous nous sommes référés dans cette partie de notre réflexion a été rendue possible grâce au travail de terrain de Gilles Bibeau en 1972 et 1973. Il a poursuivi ses recherches de manière sporadique chez les Angbandi dans le cadre de l'Institut de Recherche Scientifique en République démocratique du Congo.

perspective est globale pour certaines maladies. Cependant, les notations concernant les manifestations physiques du mal sont étonnamment précises ;

- *l'étiologie :* pour chaque maladie, Bibeau a indiqué s'il s'agissait d'une maladie naturelle ou d'une maladie que l'on avait tendance à associer, soit à l'action de la sorcellerie ou des esprits, soit encore à toute autre réalité non naturelle. Dans les faits, il n'existe pas une association constante entre une maladie et une cause naturelle ou non qui soit spécifique. Pour cette raison, le domaine de l'étiologie doit être construit sur la base de cas concrets de maladie ;
- *la gravité et la fréquence :* quelques indications sont fournies sur l'importance de la maladie dans la région ainsi que sur la forme, mineure ou grave, du mal ;
- *le traitement :* pour chaque maladie, l'auteur note si elle est généralement traitée à la maison par la pharmacopée familiale et si l'on recourt à un guérisseur ou si la population a tendance à faire soigner la maladie au dispensaire ou à l'hôpital. Concernant le traitement, il ne prend pas soin de préciser ni les recettes médicinales, ni les formes des traitements psychosociaux et ne se limite, comme nous le constatons, qu'à signaler les lieux habituels de la thérapie.

Les frontières du domaine sémantique de la pathologie sont délimitées chez les Angbandi par le terme générique de *ngã*, qui signifie désordre ou mieux un problème du corps ou de l'esprit, une infirmité, une maladie, etc. Ce terme désigne aujourd'hui l'état de celui qui n'est pas bien portant par opposition à celui qui est en bonne santé. Le terme *ngã* est souvent employé en association avec un autre mot qui le spécifie comme, par exemple, dans *ngãporo*, maladie de la peau. Cette expression générique englobe l'ensemble des autres noms de maladie de la peau. C'est le cas d'une maladie vénérienne *mbao* que l'on a étendu pour signifier toutes les plaies qui sont inguérissables ou qui durent très longtemps, c'est-à-dire de cette plaie inguérissable qui, avec le temps, perfore la chair jusqu'aux os. Cette maladie semble au départ être une réalité naturelle, mais à la longue et sous les effets maléfiques, des sorciers cachent leur méchanceté dans la plaie pour l'empêcher de se fermer. Pour une telle maladie, le patient est d'abord pris en charge à domicile avant d'aller trouver un guérisseur attitré.

Dans une société où la croyance prime sur les faits, la notion de transmission du virus, du microbe, n'a pas de sens. En effet, comment faire admettre, par exemple, la transmission du coronavirus à quelqu'un qui croit que, s'il est malade, c'est parce qu'il est ensorcelé ? C'est ainsi pour ceux qui ont foi dans une telle vision du monde, dans l'établissement d'un diagnostic, le tradipraticien privilégie ses connaissances médicales en recourant au modèle médico-social qui part de l'observation du malade en le palpant et en lui posant des questions sur sa maladie, sur son mode de vie et sur ses relations avec les autres membres de la famille et/ou du milieu de vie.

Généralement, le patient raconte ses rêves, sa peur et les impressions des membres de la famille touchés par cette maladie. Grâce à son expérience, le *nganga* est équipé pour établir un diagnostic précis et procéder au traitement ou à y renoncer s'il estime que le cas est irrécupérable. Cela étant, ce dernier orientera le patient soit vers l'hôpital, soit vers d'autres tradipraticiens, en prétextant généralement que les conditions de travail ne sont pas requises. Ce modèle est utilisé surtout lorsque le tradipraticien se croit confronté à une maladie ordinaire, c'est-à-dire à une maladie *naturelle*.

Par contre, lorsque le *nganga* privilégie sa double vue ou lorsqu'il est déjà convaincu qu'il y est là question d'un mal spécial, il va recourir aussitôt à la divination. Il peut le faire en restant en transe ou en veille. Selon la croyance, il découvre (ou doit découvrir) de lui-même le problème, sans se faire aider par le malade ou par sa famille. C'est en vertu de cette croyance que cette technique reste parmi celles qui sont les plus appréciées.

Le *nganga* se sent très à l'aise dans l'identification de la maladie et peut mieux procéder, ce faisant, à poser le diagnostic. Ce processus permet de comprendre la survenue d'une maladie et le cheminement du diagnostic posé par le tradithérapeute.

Tel est, par exemple, le cas de l'ethnomédecine Ndembu, par laquelle Turner[54] a démontré la façon dont « les pathologies concrètes trouvent leur signification ultime dans une analyse du champ des relations sociales du malade ».

On peut, cependant, reconnaître que toutes les médecines reconnaissent les caractéristiques biologiques de l'homme et leurs liens fondamentaux avec l'environnement physique. Ce qui les distingue technologiquement, ce sont leurs capacités de contrôle et de manipulation des éléments biophysiques. S'agissant du cas des hémorroïdes qui sont considérées en biomédecine comme la dilatation des veines qui se

[54] V. Turner, *op. cit.*, p. 55.

manifestent, soit par la projection du sphincter anal à la défécation, soit encore par des varices thrombonisées qui font parfois saillir à l'extérieur de l'anus, le tradipraticien Gapinga Mukwala[55], en ce qui le concerne, effectue le diagnostic desdites hémorroïdes selon le procédé suivant :

- *Lumene lwa mukhasi :* il s'agit du discours du patient ou celui d'un membre de sa famille. Ce discours reprend les différentes étapes de la maladie et tous les faits y afférents.
- *Guhudilo :* cette étape se rapporte à la plainte du patient lui-même. À ce niveau, le tradipraticien cherche à déterminer si le malade a déjà souffert des hémorroïdes et à comprendre, étape par étape, le cheminement de la maladie jusqu'au jour de la rencontre avec le tradipraticien.
- *Gukwata* : cette étape est celle par laquelle le tradipraticien examine la partie du corps touchée par la maladie. Cet examen s'effectue dans la salle de consultation. Au terme de cette troisième étape, le soignant révèle au patient le type d'hémorroïdes dont il souffre. Ce qui peut être, tour à tour de :

- *mamphanya* ou des « hémorroïdes internes ». Il s'agit d'une catégorie qui revêt la forme d'inflammation et de lésion qui ravage la muqueuse de l'estomac. Elle est susceptible de déboucher sur le cancer de l'estomac ou sur le

[55] Fondateur du centre de médecine ancestrale du Kwango-Kwilu (CERMAK) que nous avons consulté entre 1990 et 2000 dans le cadre de notre recherche doctorale.

cancer de l'utérus (chez la femme) car elle prend l'allure d'un ulcère.

- *mungululu* ou *mungumbwa,* ou des « hémorroïdes internes profondes ». Cette forme est caractérisée par une forte ouverture anale ou vaginale. Elle siège sous la muqueuse des intestins grêles et surtout au niveau des cellules duo-dèmes et ces hémorroïdes se manifestent par des contractions cycliques du gros intestin pendant la défécation et qui dégagent du sang qui se mêle aux selles.
- *tuzonde,* ou « hémorroïdes externes ». Celles-ci se manifestent sous forme d'excroissances anales ou ano-vaginales de type fistule ou thrombose hémorroïdaire. Le *tuzonde* se localise chez la femme au niveau de la matrice, de la trompe et au niveau des ovaires. Ce type d'hémorroïde affecte généralement l'appareil génital féminin. C'est ainsi que les femmes qui en souffrent, éprouvent, dans la plupart des cas des complications gynécologiques.
- *muthumba* ou « les hémorroïdes externes avec prolapsus ». C'est une forme d'hémorroïdes qui se situe sur la muqueuse du rectum. Ces hémorroïdes s'accompagnent de plusieurs complications pathologiques, notamment le saignement qui survient lors de la défécation, les douleurs, la présence des pus, etc.

Quant aux causes à la base de la pathologie hémorroïdaire, le tradipraticien Gapinga Mukwala nous a énuméré certaines qui sont plus caractéristiques :

- *gusondama gukhala gumangana mwamvula* ou la « position assise prolongée » ou la station debout qui dure plus longtemps. Elle concerne certaines personnes des métiers spécifiques, notamment, les chauffeurs, les bureaucrates, les enseignants, les étudiants qui sont plus prédisposés à la pathologie hémorroïdaire ;

- *gamvwanji* ou les grossesses rapprochées. À travers les efforts d'accouchement qu'elles requièrent, elles prédisposent à une pathologie hémorroïdaire ;
- *idièdièdiè* ou régime alimentaire pauvre en protéine ;
- *uthambi,* ou l'excès des rapports sexuels ;
- *uloji* ou l'attaque d'un sorcier.

Toutefois, en dépit de cette litanie de causes, le personnel médical estime que les résultats auxquels aboutissent les prestations des tradipraticiens sont aléatoires. Or, ces derniers soutiennent que leurs approches sont efficaces parce qu'elles ont été prouvées durant des millénaires et, par conséquent, ils n'ont aucune leçon à recevoir des biomédecins. Néanmoins, la critique desdits biomédecins a fait évoluer le point de vue des certains tradipraticiens (*nganga*) qui trouvent qu'il y a là une opportunité à collaborer avec des scientifiques et n'hésitent pas à envoyer leurs recettes médicinales à l'analyse auprès des pharmaciens.

C'est à partir des maladies qui sévissent dans la nature et au milieu des êtres humains que les pathologies sont connues à travers les différentes sociétés sur la Terre, parce que la vie sociale est impensable sans maladie.

C'est ce qui fait que, aussi bien les maladies que les réponses qu'on leur oppose vont apparaître tout aussi différentes que multiples. Par conséquent, pour mener à bon port leur projet de vie et pour satisfaire leurs besoins de base, les hommes exercent leur intelligence sur l'environnement tant naturel que socioculturel pour repousser le plus possible l'avènement de la mort. Au cours des enquêtes sur le terrain, les patients issus des sociétés relativement homogènes et intégrées (comme le cas de ceux des villages congolais), n'avaient pas la capacité de s'interroger et de remettre en question le système qui leur a été proposé ou imposé par leur culture.

En revanche, lorsqu'une culture a été victime de ce péché mortel que l'on nomme civilisation, comme c'est souvent le cas dans les villes africaines, le patient se trouve confronté à des modèles de soins pluriels et souvent divergents. Cela donne à certains l'opportunité de porter leurs critiques à l'un ou l'autre système thérapeutique ou encore, de passer du système de soins local/traditionnel à un autre système dit hospitalier/moderne, dans un processus alterné d'investissement et de désinvestissement et, si l'on préfère, de confiance et de méfiance.

En raison de leur formation, les médecins font partie d'une culture qui leur est propre et à laquelle les non-médecins sont étrangers. Basée sur le modèle biomédical, la formation qu'ils reçoivent conçoit le corps comme une machine biochimique et définit la maladie comme une déviation de la norme des variables biologiques mesurables. Même si l'efficacité de la biomédecine est prouvée et, donc incontestable, elle ne semble pas toujours être l'approche la plus adéquate culturellement.

Le renforcement des capacités du personnel médical

Afin de poursuivre leurs projets et de satisfaire les besoins des communautés au sein desquelles ils opèrent, les personnels médical et soignant ont besoin d'un renforcement des capacités qui est une démarche transculturelle. Cette approche a pour fonction d'aider les praticiens à fournir des services adaptés à chaque communauté, à cause notamment de leurs milieux physiques, de leurs activités de production qui ne sont pas souvent les mêmes. Pour cela, les hommes doivent mettre sur pied différentes stratégies qui doivent permettre à tous les membres d'une communauté donnée d'arriver à satisfaire leurs besoins de manger, boire, dormir, procréer, se faire soigner et se raconter l'origine du monde[56]. Elles considèrent qu'il est inutile et, de toute façon, impossible d'apprendre tous les aspects des cultures que l'on peut rencontrer dans la pratique médicale. En revanche, elles encouragent le personnel médical à se familiariser avec les problèmes susceptibles de survenir au cours des rencontres médicales interculturelles et à apprendre à les identifier et à les gérer. Ces méthodes s'appuient sur des concepts anthropologiques pour comprendre la vraie nature de la consultation médicale.

Ces différentes stratégies doivent se fonder sur l'observation selon laquelle toute consultation médicale est, d'abord et avant tout, interculturelle et implique différents modèles explicatifs tout en relevant l'importance pour les médecins d'anticiper les sources potentielles de malentendu culturel afin de mieux explorer les différents modèles explicatifs de leurs patients. C'est la voie obligée pour aboutir à la vision commune de la nature du problème, du traitement et des objectifs du traitement.

---

[56] Mbonji Edjenguèlè, *Santé, maladies et médecine africaine. Plaidoyer pour l'autre tradipratique*, Yaoundé, PUY1, 2009, p. 10.

La capacité du médecin à identifier les différentes perceptions de la maladie et à négocier avec le patient s'avère être de tout premier ordre pour une prise en charge centrée sur le patient et donc attentive aux paramètres culturels. La compétence transculturelle clinique peut se traduire par l'exploration du modèle explicatif du patient à travers des problèmes liés à sa maladie.

Le médecin n'applique pas toujours une grille de question préétablie, mais recourt aux techniques d'entretien qui sont généralement utilisées en anthropologie (questions ouvertes, questions qui prennent en compte les aspects culturels, narration) et qui visent à encourager le patient à raconter son histoire pour découvrir les perceptions du patient de la maladie dans la récolte des informations cliniquement utiles. C'est ainsi que lorsqu'un médecin propose des questions ouvertes à son patient, il favorise sa participation et bien plus d'informations pertinentes du point de vue médical, telles que :

- comprendre la signification de la maladie pour le patient ;
- identifier les inquiétudes et les attentes du patient ;
- comprendre le comportement du patient (non-adhérence, utilisation d'autres thérapies, rendez-vous manqués) ;
- adapter l'information et les explications au patient ;
- créer une alliance thérapeutique et négocier un plan de traitement mutuellement satisfaisant ;
- améliorer la compréhension mutuelle entre médecin et patient ;

- fournir les outils pour une meilleure analyse de la situation ;
- suggérer des options de traitement supplémentaires.

C'est cela qui fait que des anthropologues médicaux s'attèlent à retrouver, dans un cadre médical, la place qui doit revenir à la culture dans l'administration des soins aux patients. Aussi doivent-ils participer à des formations médicales pré-graduées et post-graduées, notamment sur les aspects culturels de la maladie, sur la prise en charge des malades ou sur les techniques d'entretien culturellement adéquates qui interviennent dans le cadre des supervisions des médecins internes et qui sont souvent sollicitées en tant que consultants cliniques lorsque survient un problème qui relève du domaine de la communication interculturelle. Face au nombre toujours croissant de la population qui se confronte aux diverses maladies dans les hôpitaux et autres services de santé publique, il devient imminent d'engager des anthropologues médicaux dans la mise sur pied des services et programmes adaptés aux besoins de chaque type de patients.

Chapitre III. LES MALADES EN QUÊTE DE SANTÉ À KINSHASA

À travers cet intitulé, on accorde une autre dimension à l'anthropologie médicale en évaluant sa contribution dans la compréhension qu'elle peut apporter sur la maladie et sur le malade. Mais avant tout cela, il importe de poser la question de l'apport de la médecine dite parallèle au sens où l'entend Jean Benoist[57]. En effet, la médecine dite parallèle entre au rang des préoccupations pour lesquelles la biomédecine feint d'ignorer le rôle, l'importance et le bien-fondé. Pareille ignorance paraît-elle raisonnable et scientifiquement justifiée par rapport à tous les recours thérapeutiques qui concernent près de la moitié des patients (hospitalisés) à Kinshasa ?

Le motif de ce discrédit qui est porté sur les médecines parallèles ne constitue en soi qu'un alibi et non une évidence. C'est ainsi qu'à l'occasion des conversations informelles entre anthropologues et spécialistes de la biomédecine, on ne peut s'empêcher de relever de nombreux évitements de ce sujet préoccupant et qui s'apparentent à celui qui touche aux questions politiques ou raciales. Un sujet comme celui qui relève des médecines traditionnelles africaines et qui cesse de déchaîner presque obligatoirement des passions peut mettre en péril ce fragile équilibre dans la collaboration

---

[57] J. Benoist, *Anthropologie médicale en société créole*, Paris, PUF, 1993, p. 86.

entre scientifiques[58]. Dans toute étude de recours aux médecines dites parallèles, il existe en effet deux écueils que les spécialistes biomédicaux évitent rarement : celui du dénigrement et celui de l'idéalisation romantique.

S'agissant du dénigrement, il consiste dans l'analyse du recours aux médecines parallèles comme le fruit de la naïveté et de l'ignorance. C'est par des termes qui sont souvent repris de manière acerbe par de nombreux biomédecins d'aujourd'hui que la fréquentation des tradipraticiens n'est pas à l'ordre du jour par la médecine occidentale. Nous utiliserons ici le terme « médecines parallèles » de façon interchangeable avec ceux de médecines alternatives, différentes, hétérodoxes, sans ignorer que ces adjectifs recouvrent les aspects parfois contradictoires des médecines en question : leur opposition ou leur complémentarité avec la biomédecine.

Au cours de ces dernières années, des anthropologues du Nord se sont penchés sur ces pratiques sanitaires et on ne manque pas à ce sujet de travaux remarquables. C'est notamment l'étude d'Olivier Schmitz[59] portant sur les guérisseurs d'aujourd'hui dans la partie francophone de la Belgique. L'auteur montre que partout où la biomédecine s'est installée, elle s'est retrouvée confrontée à des pratiques de prise en charge du malheur et de la maladie exercées par divers spécialistes aux méthodes fort différentes : médiums, devins, guérisseurs, tradipraticiens, prophètes-guérisseurs, etc. L'on sait que le terme « médecine parallèle » regroupe des pratiques extrêmement diverses et hétérogènes du point de vue de

---

[58] M. Gurvitch, « La tentation scientiste », in *Concours Médical*, n° 107, 1985, p. 39.

[59] O. Schmitz, *Soigner par l'invisible. Enquête sur les guérisseurs aujourd'hui*, IMAGO, 2006, p. 23.

leurs fondements empiriques, de leur légitimité scientifique ou de leur rapport aux institutions.

Mais, en travaillant à partir d'une conception hospitalo-universitaire, d'un point de vue proche de celui des pratiquants de la biomédecine, nous avons choisi de grouper toutes les pratiques différentes qui sont généralement exclues du milieu hospitalier. C'est avant tout un ensemble de pratiques thérapeutiques dont la biomédecine tient à se démarquer, sur les plans scientifique et institutionnel, que nous qualifions ici des médecines parallèles ou médecines des charlatans. Cette ligne de démarcation est aussi celle des instances mondiales de la santé comme l'Organisation mondiale de la santé (OMS)[60].

Aujourd'hui, qui serait capable de distinguer la médecine scientifique de celle des charlatans (du point de vue des résultats expérimentés par le patient) ? Il y a là matière à réflexion. Même si la science biomédicale affiche la prétention de juger toutes les pratiques de la santé, elle n'est ni infaillible, ni définitive, et les vérités d'aujourd'hui seront peut-être les erreurs de demain. Affirmation jalouse de l'autorité du système officiel, aveuglement à ses propres limites, cette attitude participe de la tentation scientiste toujours présente chez le biomédecin ainsi que le pensent certains chercheurs, notamment, Gurvitch[61] pour qui l'idéal d'être un ingénieur des corps entre dans la psychologie normale du médecin...

De ce fait, elle marche du même pas que nous car elle est notre ombre. Quant à l'idéalisation romantique des

---

[60] OMS, « Stratégie de l'OMS pour la médecine traditionnelle : 2014-2023 », OMS, Genève.

[61] M. Gurvitch, *art. cit.*, p. 39.

médecines parallèles, elle se lit dans ces manifestes prosélytes qui voient en elles un remède à tous les maux, la relation médecin-malade la plus chaleureuse ou la moins paternaliste, et la transcendance miraculeuse du dualisme cartésien entre corps et esprit. Les préoccupations scientifiques sur cette question permettent d'arguer qu'une maladie peut susciter un recours simultané aux diverses ressources médicales, parce que toutes les étapes de la prise en charge sont censées déboucher sur la guérison.

Partie des observations faites sur les trajectoires de soins des patients des zones périphériques de Kinshasa, cette recherche a débouché sur le constat selon lequel les patients recourent successivement aux services des biomédecins, des tradipraticiens et des thérapeutes des Églises. Il a été remarqué que, pour certaines pathologies particulières telles que la dermatose appelée communément *mpese* en RDC, la gastrite, l'impuissance sexuelle, l'infertilité féminine, les hémorroïdes, les couches nocturnes… les patients s'orientent auprès du thérapeute Muwawa qui leur assure une prise en charge réputée efficace par les malades eux-mêmes[62].

Nous nous sommes interrogés sur le fondement et sur la spécificité d'un tel traitement, d'une part, et sur les stratégies des acteurs qui font de l'espace urbain, celui d'accomplissement thérapeutique efficace, d'autre part. En cette matière, l'intérêt pour la fréquentation des espaces de guérison par les populations est consécutif à l'image qu'ils « donnent » de la maladie, image qui est

---

[62] J. Ipara, « La médecine traditionnelle en R. D. Congo : une étude anthropologique du système de santé à Kinshasa ». Mémoire de D.E.A. en Anthropologie médicale, département d'Anthropologie, Université de Yaoundé I, Cameroun, 2008, p. 67.

reconnue par les patients et qui est fondamentalement opposée à la logique préconisée par la biomédecine. Cette image est, elle-même, exacerbée par les mutations consubstantielles à toutes les sociétés, mutations entretenues par une sorte de regard informel, selon l'expression consacrée de Gauthier de Villers, car en Afrique, les populations urbaines n'ont, pour ainsi dire, jamais renoncé radicalement au système endogène des soins. Il est vrai qu'au cours de la colonisation et au moment de la décolonisation, la tendance a été au changement de mentalité vis-à-vis de cette médecine que l'on pourrait qualifier de millénaire et qui, au fond, rien dans les attitudes et dans les comportements ne permet de soutenir aujourd'hui avec certitude que, d'une manière ou d'une autre, ces populations des villes d'Afrique noire, notamment, sont parvenues à mettre en « époché » leur patrimoine médicinal.

Avec les différents systèmes politiques intervenus en Afrique (domination coloniale et décolonisation), les populations africaines ont été amenées, de gré ou de force, à un moment donné de leur existence riche en rebondissements des suites des effets des lois et des ordonnances, à observer une réticence face à leur propre système de santé « traditionnel ». Ce propos s'emploie à montrer que l'image (culturelle, sociétale) de la maladie (c'est-à-dire celle de ses causes, ses entités « responsables » et les moyens d'en guérir) est déterminante pour les populations dans le choix et dans l'efficacité du recours thérapeutique. Pour ce faire, nous examinerons tour à tour la conception de la maladie au sein de la société kinoise, mais aussi l'approche thérapeutique dans les différents lieux de guérison.

La conception de la maladie et de la santé dans la société kinoise

Le rapport entre santé et maladie a trait aux connaissances mises en jeu et à leur négociation entre usagers et professionnels. Autrement dit, il correspond à une sorte de vision encyclopédique de la culture qui recouvre des savoirs et des savoir-faire : savoirs traditionnels, connaissances scientifiques, techniques médicales, savoirs de sens commun transmis par le milieu familial, l'école, les médias, les canaux de communication informels, mais aussi des canaux construits à partir de l'échange avec les porteurs du savoir savant (experts, médecins, etc.), ou à partir des informations dispensées par les campagnes d'éducation pour la santé.

Les travaux portant sur les savoirs profanes définissent des états normaux et pathologiques ainsi que leur incidence, dans le sens de l'empêchement ou de la facilitation, sur l'assimilation des savoirs savants ou sur l'orientation dans le choix des comportements sanitaires qui sont très nombreux et qui, selon Durif-Bruckert, font généralement appel aux représentations comme formes de connaissance. Rappelons à ce sujet la contribution des études sur les représentations prototypiques ou sociales de la contagion dans la compréhension des résistances à la protection contre le sida sur le continent africain, des chercheurs de l'IRD. La prise en compte des savoirs a aussi donné lieu à d'intéressantes analyses sur la confrontation médecine-malade ou sur les modalités d'utilisation concurrentielle ou complémentaire des ressources sanitaires traditionnelles ainsi que des offres de services de santé publique dans les sociétés multiculturelles ou en voie de développement. Une seconde série de phénomènes qui font partie de la culture met en jeu les valeurs, les normes, les modèles de conduite et de pensée d'un groupe.

Deux traditions de pensée se dessinent ici : celle d'une tradition sociologique qui ramène la culture, soit aux systèmes de normes et valeurs aux côtés du système de statuts et de rôles, soit encore qui régule l'action, mais aussi celle d'une tradition anthropologique qui se centre sur la façon de dire, sur la façon de faire et sur la façon de penser que rend compte la distinction entre *ethos,* mode de vie (*life ways*) et *eidos,* modes de pensée (*thoughtways*), très largement utilisée dans l'étude des psychologies indigènes. Rentrons dans ce schéma des systèmes de croyances ainsi que des inculcations éducatives et des impositions sociales incorporées qui permettent de mettre en évidence, dans une ligne foucaldienne, la gouvernementalité appliquée aux corps dans le champ médical de Good.

À cheval sur cette distinction entre *ethos* et *eideos,* la culture peut être abordée, comme en ethnoscience, à partir des répertoires linguistiques des codes de langage et des catégories de classement. Ainsi donc, tout cet amalgame d'éléments pris çà et là constitue un outillage mental cher aux anthropologues médicaux, pour établir la compréhension, mais surtout la maîtrise des problèmes que pose la vie quotidienne. On peut rapprocher ce classement au courant « classique » en anthropologie ; courant qui fait de la culture un phénomène mental, un bagage intellectuel commun qui s'acquiert de bouche à oreille afin d'agir efficacement sur tous les membres d'un même groupe social.

Ce rapprochement oblige le chercheur à tenir compte de l'anthropologie cognitive, à la façon dont « les gens ordinaires », c'est-à-dire des sujets moyens d'une culture, s'imprègnent de celle-ci, la mémorisent et appliquent le savoir culturel dans leur vie au quotidien ainsi que dans les différents contextes de leur existence. Une autre perspective est celle de type interprétatif qui se concentre sur le sens que donnent différents acteurs à leurs pratiques et aux significations que revêtent les institutions pour tous ceux qui y participent, mais aussi leurs usages, leurs actions et leurs discours.

À ce sujet, deux tendances se dégagent. La première est celle qui se situe dans la ligne tracée par Geertz et qui considère la culture comme un texte à interpréter en vue de relier les actions à leur sens plutôt que des comportements à leur détermination. La seconde propose la culture comme un ensemble de significations qui sert de ressource à chaque individu de pouvoir interpréter des situations dans lesquelles il se trouve impliqué.

La représentation du corps dans la culture négro-africaine

L'étiologie de la maladie ainsi que des moyens apportés pour la soigner sont des principaux objets des études en sciences sociales. À ce thème de prédilection, il faut leur ajouter le corps, les diverses formes de cure ainsi que la litanie des rites thérapeutiques. Au départ des approches déjà mentionnées, la maladie est regardée plus ou moins comme un fait culturel plus qu'un processus social. Car, qu'il s'agisse des pratiques qui ont lieu dans telle ou telle « tribu », ou des représentations de la maladie chez telle ou telle « ethnie », les objets traditionnels se définissent presque toujours au travers de leur caractère et de leur éloignement par rapport à la médecine « moderne ». Cette dichotomie sommaire mais persistante entre tradition et modernité n'est plus de mise aujourd'hui où les médicaments allopathiques ont atteint des recoins les plus éloignés de la planète. Dans la décennie des années 90, il a fallu les travaux de terrain de certains ethnologues, notamment Janzen, pour que soit reconnu le caractère varié et multiple des itinéraires thérapeutiques en milieu africain.

C'est ainsi qu'à la différence de la conception de la Grèce antique du composé humain qui considère l'âme comme un principe immatériel et le corps comme un principe matériel et dont la césure se place au niveau de l'invisibilité, cette distinction n'est pas sans conséquence, la corporéité de l'homme ne sera jamais escamotée même si elle échappe, en partie, aux yeux ordinaires. Dans le même ordre d'idées, un corps ne peut être perçu, encore moins pensé, sans être en relation avec d'autres. Cette « relation » interpersonnelle doit être considérée pour quiconque a à cœur de pénétrer l'intimité comportementale des Africains en tant que part incessible de leur identité.

De ce qui précède, nous affirmons à la suite de Claude Lévi-Strauss qu'au plan anthropologique, la culture est cet ensemble de systèmes symboliques qui arrange, selon leur préséance, le langage, les règles matrimoniales, les rapports économiques, l'art, la science, la religion... Il s'agit des éléments du système qui visent à exprimer certains aspects de la réalité physique comme de la réalité sociale, mais qui prennent en compte les aspects de chacun de ces deux types de réalité ainsi que celui des systèmes symboliques.

Les structuralistes préfèrent décrire les manifestations culturelles en fonction des « symboliques » qu'elles sont censées produire dans les sociétés humaines et pour lesquelles seraient assujetties la plupart des activités humaines. C'est ainsi que les différentes conceptions du corps sain et celles de la maladie comme toutes les autres croyances qui s'y rapportent, les pratiques traditionnelles et l'usage des plantes médicinales, sont là autant de questions indispensables à prendre en compte dans des politiques de développement sanitaire. Cela figure dans le domaine de la santé comme dans les autres domaines de la vie : la culture revêt un rôle fondamental.

Voilà pourquoi dans la décennie mondiale du développement culturel (1988-1997) en rapport à l'effervescence intellectuelle qu'elle a suscitée, la santé et la culture ont pu être rapprochées pour analyser entièrement dans la richesse de leurs interactions. Des assises tenues à l'occasion de cette décennie mondiale est né un axe de travail consacré à la culture et à la santé. Aujourd'hui, son projet phare se préoccupe, entre autres, de l'approche culturelle de la prévention et du traitement du VIH et du sida. Il s'agit d'une approche anthropologique qui se propose de lutter et de prévenir cette maladie en puisant dans les ressources culturelles des populations concernées et donc d'œuvrer pour l'éradication de tous les comportements à risque.

Dans l'approche négro-africaine qui parle du système des soins, s'agissant de la maladie et du malade, des soins, du thérapeute et de la guérison (notions qui sont loin d'être simples et claires), il est important de se référer à diverses réalités de différents ordres (social, culturel et historique). Quant à l'ethno-anthropologue, il a pour principal rôle, l'analyse de la culture afin de déceler des idées et des pratiques spécifiques de santé qui sont en rapport avec le monde intérieur (rêve, affect, pensée, conscience ; c'est-à-dire tout ce qui constitue le véritable noyau de la personnalité) et le monde extérieur, c'est-à-dire l'environnement physique. C'est grâce à cette interface entre le dehors et le dedans ainsi qu'entre le moi et les autres que l'individu arrive à maîtriser et à se servir de tous les éléments de la culture pour satisfaire ses propres besoins par l'entremise des émotions, des souvenirs qu'il exprime grâce à ses mises en scène.

En tant qu'espace intermédiaire, la culture est surtout étudiée au travers de sa médiation corporelle : les orifices (la bouche, le nez, les yeux, les oreilles, le sexe…) et autres fonctions sensorielles et communicationnelles (sentir, toucher, entendre et parler, regarder et être vu) comme voies attitrées de rencontre entre le moi et l'autrui, entre le dehors et le dedans, entre l'homme et la femme, la mère et l'enfant. C'est ainsi que bon nombre de cultures d'Afrique centrale se démarquent nettement, d'abord, de tout ce qui advient au corps du dehors et, ensuite, de tout ce qui l'affecte du dedans. Être exposé au danger extérieur ne suscite pas assez d'angoisse et d'inquiétude car il s'agit d'une douleur limitée, sauf concernant la menace de mort. L'affection du corps intérieur se perçoit par différents sens, c'est-à-dire à partir de la réaction que suscite le corps et qui a trait à ce qui entre ou à ce qui sort, comme l'haleine et la salive, la nourriture et les excréments, le flux vaginal, le sperme et les autres sécrétions.

Une simple anomalie du corps intérieur suscite de l'angoisse et donne lieu à toutes les spéculations et à tous les soupçons imaginables. Tout dérèglement est perçu tout à la fois comme l'effet et le miroir du corps social déréglé, ou du tissu social conflictuel s'il n'est pas regardé comme une culpabilité consciente ou inconsciente. En régime rural, les maux du corps humain sont en parallèle avec les dérèglements du corps social, et particulièrement de la famille. En milieu urbain, le corps social atteint différents milieux qui peuvent être professionnels, d'entraide, de voisinage… Dans ces milieux, la notion du mal est permanente. De nombreux gestes rituels au quotidien (bénédiction, malédiction, pacte de paix, visite chez un oncle, purification, etc.) ne sont pas sans produire de l'impact sur l'équilibre psychique de l'individu.

Les récits de maladies

Ce point porte sur certains récits relatifs aux maladies tels que recueillis auprès de quelques patients venus en consultation en thérapie spirituelle. L'accent est mis sur la diversité d'offres et sur la fréquence des recours dans les différents modèles car, au regard des données de terrain, la consultation du thérapeute *mpeve-a-n'longo* résulte d'une précédente démarche non fructueuse. Nous invoquons le témoignage d'une vendeuse d'amarantes douces âgée de 40 ans rencontrée au Centre hospitalier Mère et Enfant de la commune de Ngaba, elle souffrait de *mpese* ; littéralement « cancrelat ». En s'interrogeant sur sa culpabilité, elle a argué une suite de questions, notamment :

> *Qu'ai-je fait, moi, pour souffrir de cette horrible maladie ? Je n'ai tué personne. Je n'ai rien volé d'autrui. Je ne suis qu'une vendeuse des légumes au petit marché de Kianza. Si, je me trompe et si je me surestime quelque part, Dieu est mon témoin. Il connaît et il voit le fond de ma conscience.*

Au terme du diagnostic qui était posé par l'Apôtre de la Mission Foi Audacieuse qui a reçu cette femme malade et dont ces révélations ont été portées à sa connaissance :

> *Vous n'y êtes pour rien dans la cause de votre maladie. L'Esprit « molimo » vient de me montrer et de me révéler que vos légumes sont écoulés beaucoup plus rapidement que ceux de vos voisines d'en face et d'à côté. C'est cela qui suscite la jalousie d'autres vendeuses à votre égard. C'est la vieille vendeuse en face de votre étalage qui a décidé de vous écarter du marché des légumes. C'est elle qui vous a jeté ce sort.*

Quant à la thérapeutique qui doit être suivie pour éradiquer cette pathologie, elle doit respecter cette orientation :

- *annihiler les causes et les effets de cette maladie, une fois que ces causes sont identifiées grâce au traitement spirituel (prière et jeûne) ;*
- *renforcer le principe vital de la personne menacée par les esprits maléfiques en l'insérant dans un groupe de fidèles/adeptes du culte qui, désormais, assurera cette prise en charge sur le plan spirituel ;*
- *recommander à la patiente de revoir son médecin traitant pour refaire les mêmes examens en vue de soigner ses lésions.*

En milieu urbain de Kinshasa, les personnes et les objets qui participent au culte contribuent aux objectifs thérapeutiques poursuivis par l'Église de réveil. Un autre cas est celui d'un éducateur habitant le quartier Baobab, dans la commune de Ngaba. Il s'est présenté dans la même Église avec des symptômes d'amaigrissement, une bouffée de chaleur à la tête, une douleur diffuse entre le ventre et les côtes, des picotements et des coliques abdominales. Ce malade s'est d'abord rendu aux cliniques universitaires de Kinshasa où l'on a diagnostiqué la « gastrite » qui était correctement traitée. N'ayant pas trouvé la guérison, il est par la suite venu, par l'entremise d'une adepte de la communauté, trouver l'Apôtre *Moto na Nzambe* (l'homme de Dieu).

Après la prière d'accueil des nouveaux venus, l'homme de Dieu a révélé l'ensorcellement du patient par son oncle qui se plaint de son comportement selon lequel depuis qu'il est engagé comme enseignant, son neveu ne s'occupe plus de lui. Après avoir prié pour lui, pendant trois jours en état de jeûne, le patient a déclaré à l'apôtre qu'il se sentait mieux. Que retenir en définitive de ces deux cas ?

L'art de guérir tel qu'il est pratiqué dans des Églises de réveil à Kinshasa peut être envisagé de façon globale, mais aux différents niveaux, selon les efforts fournis par le chercheur quant au contenu de son étude. Pour nous, il est question de procéder d'abord à son interprétation par rapport à son déploiement, ensuite de l'identifier par rapport à l'Église qui le pratique.

Dans son déploiement, le rite thérapeutique peut s'interpréter à partir des éléments qui interviennent dans son processus et dans les objectifs poursuivis. La préparation de la séance thérapeutique est longue, mais aussi exigeante et fastidieuse. Dans les bascules du prophète, en vue d'inaugurer, la séance d'exorcisation est regardée comme une façon de s'auto-examiner avant de proposer son traitement. La purification qu'il obtient à ce niveau le conduit à un plus grand éveil de sa conscience, car étant illuminé par le Saint-Esprit. Le « Prophète » devient, à partir de cet instant, l'unique détenteur des pouvoirs thérapeutiques. Aussi, se penche-t-il sur des maladies qui lui sont présentées afin d'en dévoiler les causes. Les soins administrés dans ces structures ont une efficacité relative. Certains malades guérissent effectivement alors que d'autres ne connaissent aucune amélioration notable.

Les « hommes de Dieu » affirment qu'il s'agit, pour le premier cas, de maux affectant l'être humain d'une manière particulière et passagère. Tandis que le second cas relève de la sorcellerie ou de l'envoûtement, dans un cadre où l'entente familiale est remise en cause. Par conséquent, la réconciliation devient un préalable à la guérison. La particularité de cette thérapie réside également dans le fait qu'elle associe, à l'action du Saint-Esprit, l'apport des plantes médicinales. La pratique thérapeutique en vogue au sein des Églises de réveil à Kinshasa, s'adresse aussi bien aux malades qu'aux membres eux-mêmes. Pour les adeptes, le rituel découle de la doctrine de l'église, qui repose sur le respect et la crainte de Dieu, la pureté de l'âme, l'enseignement divin et la guérison des malades.

C'est en vue de la santé socio-ecclésiale que l'Église, consciente du soulagement apporté par ses soins, estime bon que ses membres souffrants soient soignés et guéris. Cette préoccupation protège ces adeptes de l'impureté et de la sorcellerie. Étant donné que le Saint-Esprit est le médecin suprême, il faut que le prophète traitant, purifié par la bascule à laquelle il est soumis, s'apparente à un psychanalyste qui serait lui-même passé par une auto-psychanalyse. Avec l'angoisse que diffuse le monde moderne, les populations expriment un besoin pressant et urgent de guérison.

Par guérison, il faut entendre le retour à la santé au sens traditionnel du mot, c'est-à-dire à la concorde sociale, au bien-être sous le regard de Dieu. Guérir, c'est faire recouvrer l'harmonie perdue et, dans un premier temps, soigner la peur et l'angoisse. Toutes les Églises évangéliques ou spiritualistes n'accordent pas un rôle important aux rituels de guérison, mais celles qui, à ce jour, en font recours ont du succès.

Le cas d'une patiente de 25 ans dans la commune de Ngaba

La malade souffrait d'un blocage de la jambe gauche au niveau du bassin. Depuis trois mois, elle se trouvait alitée. Elle était lavée, nourrie et déplacée en cas de besoin par sa mère et l'une de ses collègues de travail. Toutes sont de ferventes adeptes de l'Église spirituelle du Saint-Esprit, dans la commune de Ngaba. Elles se sont concertées et ont décidé de la conduire auprès du prophète Muwawa. La patiente prétend avoir découvert, dans cette église, une dimension sur laquelle n'insistent ni l'Église protestante (où elle priait avant), ni l'Église catholique : la guérison miracle. Par elle, elle a recouvré la santé physique et psychique à partir de la cure thérapeutique reçue.

Description de la charge thérapeutique du prophète Muwawa

Le prophète Muwawa a aménagé le lieu de culte. Il est placé entre les murs intérieurs de la parcelle et l'un des murs extérieurs de sa maison d'habitation et se dresse presque au centre du terrain. Des bancs sont disposés de part et d'autre de la cour intérieure qui s'étend sur la longueur de la parcelle. La patiente y est conduite. Un scénario thérapeutique se déclenche à son intention et à celle des autres patients venus se faire soigner. Une équipe d'officiants conduit la cérémonie. Les temps forts de la cérémonie se résument en ces étapes :

- la mise en transe qui prépare les patients à suivre le traitement ;
- la lecture et commentaire de un à trois passages de la Bible ;
- la *ventilation* des patients à l'aide d'un essuie-mains blanc dans le but de chasser les mauvais esprits ;
- la prière et imposition des mains sur les patients ;
- la manipulation des parties malades du corps ;
- l'aide aux patients à se relever de leur position à genoux ou couchée.

Selon la patiente, au cours de la nuit qui a suivi cette cérémonie, elle a fait un rêve. Une jeune fille lui apparut et lui demanda de la suivre. Après avoir fait un bout de chemin ensemble, elles débouchèrent sur une cour où une foule contemplait un objet.

Dès qu'elles s'approchèrent, cette foule se dispersa. Un cercueil était apparu. Elle rapporta qu'après un bref moment d'observation, la jeune fille lui révéla qu'elle avait été conduite là pour ressusciter la personne dont le corps gisait dans ce cercueil. La malade ajouta qu'au moment où elle s'appliquait à dominer la peur qui l'envahissait, une voix descendit d'en haut, reprenant de manière intégrale les paroles de la jeune fille. Aussitôt, prise d'un courage extraordinaire, elle s'avança vers le cercueil et cria en lingala (une des langues parlées à Kinshasa) : « *Na Nkombo ya tata, ya Mwana, mpe ya Elimo Santu, lamuka* ». Ce qui, traduit en français, signifie : « Au nom du Père, du Fils et du Saint-Esprit, lève-toi ».

Du cercueil sortit alors une très belle femme au visage large et éclatant. Du coup, envahie par la joie, toujours en rêve, elle entonna un cantique de louange dont elle se rappelle d'ailleurs les paroles. À la fin du cantique, la même voix lui annonça qu'elle était guérie et qu'elle pouvait contacter un médecin pour qu'un constat soit établi. La demoiselle ouvrit les yeux, il faisait déjà jour. Elle descendit de son lit et se dirigea vers la salle de bains, au grand étonnement des personnes qui veillaient sur elle. *Nkolo,* le « Tout-Puissant », venait de réaliser, une de ses merveilles. La patiente était guérie. Deux semaines après la reprise normale de toutes ses activités, elle alla voir un infirmier qui constata le fait, c'est-à-dire qu'elle n'était plus malade.

En somme, ce modèle thérapeutique utilisé dans l'Église spirituelle du Saint-Esprit obéit à une logique selon laquelle l'accès à la fonction de prêtre, de pasteur ou de leader spirituel passe par une élection divine conformément aux textes bibliques qui rappellent le schéma du choix des disciples de Jésus. Une fois fondé, ce type d'Église à vocation évangélique cherche tout d'abord à s'assurer une popularité auprès des adeptes. L'organisation administrative s'appuie sur un projet de société.

C'est ainsi que pour répondre aux attentes de nombreux adeptes en matière de santé, ces Églises recourent généralement à un scénario thérapeutique de surface fondé sur la foi. De ce fait, elles orientent les patients vers les dispensaires, les hôpitaux et les centres de santé de la communauté. Dans l'Église spirituelle du Saint-Esprit, le chef spirituel accède à la fonction d'apôtre ou de prophète par le contact avec un nouveau groupe religieux pour des motifs initiatiques, de révélations mystiques et secrètes, ou encore d'une dissidence par rapport à son ancienne communauté religieuse d'appartenance.

L'avantage que ce chef spirituel tire de sa position à la tête d'une communauté de fidèles de taille réduite est la possibilité de consacrer sa vie à cheminer avec les patients dans leur quête de santé. Hébergeant une véritable structure thérapeutique, ce type d'Église puise dans les traditions locales ses principaux registres médicaux. Les adeptes et patients qui les fréquentent poursuivent, comme le tradipraticien, des objectifs communs (sanitaire, bien-être individuel ou familial, équilibre social, psychique, spirituel et physique).

Le cas du vendeur de 39 ans

Ce cas s'est produit dans la même commune de Ngaba. En revanche, il s'est déroulé en dehors d'une quelconque séance de prière. Le patient est vendeur dans un grand magasin de la ville, province de Kinshasa. Il est marié à une métisse. Le couple a trois enfants. Le patient a remarqué que chaque fois qu'il accède à une situation professionnelle viable, la malchance ne cesse de le guetter. En proie à un tourment intérieur, il se met à la recherche d'une solution à son problème. C'est ainsi qu'il se rend un matin à la bergerie pour voir le prophète Muwawa, de l'Église du Saint-Esprit.

Assis sur un canapé, le malade se présente au prophète et lui explique le motif de sa visite en ces termes : « Je travaille depuis plusieurs années comme vendeur dans un grand magasin de la ville. Mais, au fil du temps, je constate qu'un mauvais sort me pourchasse partout chaque fois qu'une situation enviable est au rendez-vous. C'est pourquoi je recherche la cause de cette malchance. »

Après un temps de silence, le prophète demanda à son interlocuteur d'attendre un instant. Il s'est mis à l'écoute de l'esprit (en langue kikongo, « mpeve »). Celui-ci lui a expliqué que cette malchance vient du fait qu'un jour, le vendeur a refusé de donner une chemise à son oncle, alors qu'il la convoitait. Le malade se rappela que depuis le retour de son oncle au Kongo central, sa famille est hantée par de mauvais rêves et des tensions diverses.

Pour le prophète, cela ne constitue qu'une partie de l'explication de la malchance du patient. Il invite ce dernier à se mettre à genoux pour une imposition des mains. Il s'en est suivi une douche avec de l'eau bénite pour la circonstance. Le prophète invoqua l'esprit, posa sa main sur la tête du patient et le frotta avec son bonnet. Il lui palpa les épaules. Puis, il se mit à côté. Un instant plus tard, il appela son secrétaire, lui intima l'ordre d'exorciser le malade. Après quoi, le prophète suggéra au patient de partir et de repasser le voir un autre jour muni de ses pièces scolaires. Il l'envoya prendre un bain avant de partir. Trois jours plus tard, le malade était au rendez-vous chez le prophète Muwawa. La suite du dialogue porta sur la même chemise refusée à l'oncle. Le prophète a essayé d'envisager d'autres motifs de cette malchance en ces termes :

> *En dehors de la chemise, il se trouve une vision interne qui mine votre clan. Deux groupes sont en présence : l'un est pour*

vous et l'autre contre vous. Dans le premier se trouve une tante à qui vous avez offert un pagne. Dans le second se range le chef du clan. D'ailleurs, ce dernier s'oppose à votre mariage avec une épouse européenne, et souhaite que vous la répudiiez en faveur d'une femme noire acceptée par la famille. Vous n'ignorez pas aussi que le chef est ressortissant d'une lignée longtemps tenue en esclavage par vos ancêtres. Il gouverne le clan depuis que votre ascendance ne comptait plus que sur un seul vieux sage et chef du clan. Faute de mieux, elle a fait investir celui que vous connaissez maintenant.

Prenant la parole à son tour, le malade se souvenait de l'histoire de la chemise. Il se rappelait également avoir donné d'autres vêtements à son oncle, mais celui-ci les jugeait peu convenables. De plus, pendant que lui-même recherchait du travail, cet oncle avait forcé la valise où se trouvait la chemise convoitée et ne la trouvant pas, en avait pris d'autres. Quant à l'opposition à son mariage avec une Européenne, elle proviendrait de la tante et non de l'oncle, selon que le prophète l'a déclaré. Mais, ce dernier insista sur le fait que le groupe de l'oncle a utilisé la tante afin de réaliser son plan. Lors de cette seconde visite, le patient était soumis à l'imposition des mains. Ses titres scolaires étaient bénis. Le prophète l'exhorta d'aller au village Kisanku afin de régler son problème avec les parents concernés.

Une lecture ethno-anthropologique des faits évoqués

Nous sommes en présence de trois acteurs : le prophète, son assistant et le patient (vendeur). La consultation se déroule en privé, chez le prophète, en l'absence de la famille de l'infortuné patient (vendeur). Dans sa tentative d'explication du cas, le prophète recourt à un épisode de l'histoire familiale qui prend comme point de départ la visite de l'oncle effectuée chez son neveu à N'djili. Le refus de ce dernier de lui donner la chemise qu'il convoitait a fait naître chez l'oncle une rancœur. En conséquence, c'est la malchance du patient. Il l'observe par de mauvais rêves. Ce phénomène fait ressortir un conflit familial. Les soins administrés au vendeur sont illustrés par la lecture de Marc 1, 23-26[63] et c'est la symbolique de la réconciliation familiale ou clanique.

Le problème qui est évoqué ici s'inscrit dans une perspective explicative de la notion de croyance. Celle-ci se révèle être un trait commun à tous les membres de la société congolaise, malgré leur mutation socio-historique. Elle traduit aussi le degré de participation effective et d'adhésion d'un membre à un groupe. Le patient ne peut s'expliquer ce qui lui arrive qu'en référence aux schèmes culturels de la société à laquelle il appartient. Il est ainsi entendu que sa malchance est d'ordre métaphysique, et qu'elle se révèle à travers des signes : désaccord partout où il passe, à l'incapacité à trouver, par lui-même, la raison profonde de cette situation. Dès lors, le recours au *prophète-guérisseur* s'impose afin de pouvoir vivre à nouveau dans la quiétude et la prospérité.

---

[63] Bible (traduction Louis Segond).

L'explication fournie par le prophète confirme une situation historique antérieurement vécue, mais dont toute la portée était ingérée jusqu'ici. Il s'agit de l'affaire de la chemise, des songes, du mariage avec une métisse et de la scission qui menace le clan. Le refus de donner traduit l'étendue prise par un conflit de générations entre un oncle et son neveu. Le désir de l'oncle rappelle la situation de solidarité qui prévalait auparavant à l'intérieur du clan, dont chaque membre se disait « co-possesseur » de l'avoir de chacun des membres. Cela est d'ailleurs manifeste dans ce proverbe kongo : *Kya mbuta kya n'leke kya mbuta ;* (ce qui appartient à l'aîné revient aussi au cadet et vice versa). Certaines critiques considèrent une telle vision du monde comme vicieuse dans la mesure où elle n'incite pas à l'effort personnel. Elle entretiendrait un certain parasitisme familial.

Vivre aux dépens des autres est un fait sociologique observable au pays de *Mpeve-a-N'longo.* Il en est de même partout où cela s'est répandu. La solidarité n'incite pas forcément à vivre aux dépens des autres. Celui qui donne reçoit en retour une grande reconnaissance.

L'action de l'Église sur les fidèles (paroissiens) et, par répercussion, sur la société par le canal et l'action du prophète (Muwawa) se prescrit une double tâche :

- *cuirasser la communauté des agressions qui proviennent de l'extérieur et dénuder les attaques de la sorcellerie auxquelles est exposée toute victime qui souffre d'une déception, d'un manque, d'une absence, du blocage, de l'ouverture… ;*
- *mener la communauté vers une nouvelle existence, un nouveau monde, dans une espèce de voyage vers la lumière et la foi, la véritable vie, pour une rédemption*

et une transformation vécues à la manière d'un « mariage avec Jésus ».

La médecine des *prophètes-guérisseurs* puise ses ressources des registres de la tradition médicale africaine dans les prières, dans les lectures bibliques, parfois de la thérapie occidentale. Elle offre un espace d'accueil aux personnes qui s'estiment souvent insatisfaites des recettes médicales modernes qui, à leurs yeux, n'intègrent pas suffisamment l'aspect spirituel dans le processus thérapeutique.

La santé, selon l'Organisation mondiale de la santé, est considérée comme un état de bien-être mental, physique, social, mais qui n'exclut pas l'absence de la maladie ou de l'infirmité. C'est pour recouvrer son bien-être ou l'équilibre global que le patient se retrouve en face d'une panoplie d'espaces thérapeutiques. Il peut donc recourir à la tradition médicale africaine, à la médecine occidentale ou à la médecine spirituelle tenue par les prophètes et pasteurs, voire à la combinaison de ces traditions médicales.

Tout cela parce que, d'une part, les coûts des services médicaux modernes sont prohibitifs. Les consultations des hôpitaux et cliniques modernes ne sont pas à la portée de la bourse de la majeure partie des patients. Par ailleurs, l'abandon par la biomédecine de certains symptômes est considéré par nombre de personnes comme la plus performante au profit de celle des prophètes-pasteurs, qui est perçue comme non scientifique, et partant, moins efficace. La biomédecine constitue l'art de guérir qui, partant du diagnostic, suit tout un processus de traitement du patient qui obéit à des logiques scientifiques et technologiques considérées comme prouvées. Le malade y est en relation avec un personnel spécialisé détenteur d'un savoir qu'il ne peut nullement mettre en doute et auquel la communauté familiale n'est associée que pour quelques bribes d'informations au regard de certains types de pathologies.

Dans l'ensemble du processus thérapeutique, le dernier mot revient au thérapeute qui, souvent, n'explique pas au patient le pourquoi de sa maladie. Celui-ci est appelé à exécuter la prescription médicale telle que l'ordonnance le stipule. Il peut être soumis à un contrôle ultérieur. Mais, dans ce cas, c'est le détenteur du savoir médical qui décide, sur la base de ses connaissances théoriques et pratiques, de la poursuite ou non de la cure. La biomédecine s'avère parfois incapable de traiter efficacement certaines pathologies typiquement africaines en l'occurrence, les couches nocturnes.

C'est pour autant dire que le rejet de la médecine moderne par les patients vers d'autres ressources de soins réside, entre autres, dans le fait qu'elle n'explique pas la cause de la maladie au patient ainsi que les mobiles qui instrumentalisent cette cause à opérer. L'étiologie demeure la phase dominante dans le processus thérapeutique des prophètes-pasteurs, comme le soulignent les récits collectés auprès des malades en consultation chez les prophètes-pasteurs.

La médecine occidentale, ne percevant pas les déterminants métaphysiques ultimes sous-jacents aux valeurs naturelles, s'arrête aux aspects superficiels, conditionnant la pathologie aux causes immédiates et sensibles, tout à fait secondaires, des maladies en milieu africain.

S'agissant de la pandémie à coronavirus dont les causes réelles sont jusqu'à présent inconnues, toute personne qui apprend qu'elle est testée positive à une telle maladie incurable a le sentiment que sa vie s'arrête et qu'elle débute un voyage qui l'emporte vers la mort. Et l'incertitude devient de plus en plus grande d'autant plus qu'il s'agit d'une situation qui confronte brutalement l'individu à la réalité de la souffrance et de la mort à l'horizon.

Chapitre IV. L'ENTENDEMENT KINOIS DE LA MALADIE À CORONAVIRUS

Le coronavirus a un impact sur le vécu quotidien des Kinois, notamment à travers le respect de ces gestes barrières pour se protéger et pour protéger l'autre. C'est dans ce cadre que l'hygiène du corps est reconnue par l'OMS et par les instances sanitaires congolaises comme le moyen de prévention par excellence face à cette pandémie. Tout en reconnaissant le caractère incontournable de l'hygiène dans la prévention et dans la lutte contre la Covid-19, cette étude analyse l'application de ces gestes dans la ville de Kinshasa où un laisser-aller est manifeste. L'observance des mesures qui protègent contre la Covid-19 y reste un défi à relever dans le quotidien des Kinois. C'est dans le souci d'incorporer le respect desdits gestes barrières dans la ligne de défense que nous essaierons d'explorer ces lieux d'interface dans l'imaginaire social sur cette maladie.

Pour mener à bon port cette réflexion, nous la structurons autour de quatre principaux axes. Le premier réfléchit sur les origines de ce mal du siècle. La deuxième traite du confinement à Kinshasa pour limiter la propagation de cette pandémie en évaluant l'étendue de la psychose sur la conscience collective des Kinois face à cette procédure de sécurité. Le troisième examine le regain soudain dans le traitement du coronavirus, de la « médication traditionnelle » à travers la décoction de *kongo bololo*. Le dernier évalue l'étendue de la phobie qui s'empare de la personne testée positive au coronavirus et la stigmatisation dont elle devient l'objet par la société.

Le vécu quotidien du Kinois à l'épreuve du confinement

Le confinement ou l'isolement est une pratique qui vise à sécuriser des personnes, des animaux ou des végétaux durant un certain temps, en cas de suspicion de maladies contagieuses, pour empêcher leur propagation.

En santé publique, le confinement est une procédure de sécurité visant à protéger des personnes dans des espaces clos afin d'éviter la propagation d'une maladie infectieuse. En empêchant les personnes malades d'avoir des contacts avec des individus sains se trouvant à l'extérieur de la zone de confinement, on rend la contagion impossible et les maladies infectieuses disparaissent d'elles-mêmes. C'est une mesure barrière et en même temps une approche de prévention et de gestion des risques liés à la pandémie de coronavirus. S'il s'agit de personnes malades « confirmées », on parle plutôt d'isolement. En son sens second, le mot désigne la condition d'une personne mise volontairement à l'écart. Le vocable « quarantaine », attesté dans la tradition française depuis les années 1180, signifiant « espace de quarante jours » (période de carême)[64].

En épidémiologie, le mot confinement désigne, aujourd'hui, une restriction complète de déplacement provisoirement proposée ou imposée à des personnes apparemment saines potentiellement exposées à une maladie contagieuse (voire des animaux ou objets

---

[64] N. Labere, « Le tabou », in *Questes* Cf. : http://journals.openedition.org/questes/2762, consulté le 25 mars 2020.

suspects d'être contaminants : bagages, conteneurs, moyens de transport, marchandises...). La séparation et l'interdiction sociales se sont inscrites d'abord dans le cadre du sacré, avec la notion de tabou, par exemple, le tabou alimentaire[65]. La séparation du pur et de l'impur concernant les maladies est manifeste dans la Bible[66].

En médecine hébraïque, des textes mentionnent les maladies de peau requérant un isolement social temporaire, ou avec exclusion définitive (discrimination des lépreux) dans l'histoire de la médecine, l'idée du nombre quarante (40) comme période décisive de temps serait celle d'Hippocrate (vers le Ve siècle av. J.-C.), qui indique qu'une maladie aigüe se manifeste dans l'espace de quarante jours. D'autres mentionnent Pythagore qui attribue au chiffre quatre des vertus mystiques. Cette période de quarante jours est adoptée par les premiers textes chrétiens (le jeûne de quarante jours de Jésus-Christ dans le désert). Les politiques de quarantaine varient selon les pays et servent de prétexte politique pour restreindre les libertés de l'adversaire (déplacement, échange, correspondance...) ou économique (protection commerciale). Il appert que la quarantaine ne constitue pas une panacée, qu'elle a ses limites, notamment, lors de l'apparition du sida, pour des raisons biomédicales, mais aussi juridiques et éthiques.

Dans d'autres cas, la quarantaine peut être validée en situation des maladies ou à l'occasion de contextes particuliers. La quarantaine « moderne » est alors un moyen, non pas indistinct ou généralisé, mais « taillé sur

---

[65] G. F. Gensini, "The concept of quarantine" in *History: from plague to SARS*, Journal of Infection, vol. 49, n° 4, novembre 2004, consulté le 12 février 2020.

[66] La Bible, Lévitique 15: 2-5.

mesure » et toujours discutable. La pandémie à coronavirus qui court aujourd'hui à travers le monde voit de nombreux pays demander aux personnes qui ont potentiellement été en contact avec l'agent infectieux de s'isoler à la maison ou dans un lieu qui leur est spécialement dédié. Lorsque cette restriction de mouvement porte sur une durée de quatorze jours, on parle de quatorzaine. « La quarantaine est souvent interprétée comme une expérience désagréable pour ceux qui la subissent. La séparation d'avec les êtres chers, la perte de liberté, l'incertitude quant à l'état de la maladie et l'ennui qu'elle occasionne, peuvent engendrer des effets dramatiques, si l'on n'y prend pas garde. »

Aussi, les avantages potentiels de la quarantaine obligatoire de masse doivent-ils être soigneusement pesés par rapport aux « coûts psychologiques possibles ». Il serait nécessaire que les autorités sanitaires de la RDC aient une vue claire des conséquences possibles pour la population kinoise qui vit de la débrouillardise au quotidien. L'État congolais qui a perdu, au fil du temps, sa capacité au sens wébérien du terme d'organisateur de l'espace public en raison de son manque de moyens, de la privatisation du contrôle bureaucratique et de l'impact d'une décennie de luttes entre groupes armés, n'a pas grand-chose à l'instant à offrir à son peuple. C'est depuis la décennie 90 que la dégradation de l'économie congolaise s'est plus accentuée, d'abord par les deux pillages systématiques de 1991 et 1993, ensuite par les guerres dites de libération et d'agression où il y a eu la destruction physique de l'économie nationale. La débrouillardise, qui se colle depuis à la peau du Kinois, est désignée à travers l'expression « article 15 » par l'homme de la rue, traduit les difficultés de la vie et la prolifération des activités de l'économie informelle. Cette difficulté d'accès aux biens de subsistance de base comme la nourriture, l'eau, les vêtements ou même le logement pendant le confinement, a été une source de frustrations et continue d'être associée à l'anxiété et à la colère auprès des habitants de la ville de Kinshasa. Le confinement total de Kinshasa a suscité de nombreuses inquiétudes tant au sein de la société civile que dans la classe politique.

Vraisemblablement, les mesures de confinement de la ville province de Kinshasa auraient été plus complètes si son plan était assorti d'un volet social cohérent permettant d'appuyer les plus nécessiteux.

A priori, cette pandémie et le confinement nous ont rendus tous égaux. Le virus est relativement *démocratique* et attaque toutes les cibles. Il est démocratique parce que la protection de tous dépend également de la protection et de la responsabilité de chacun. Il est, enfin, *démocratique* parce qu'on découvre ce qu'on aurait pu oublier du rôle des institutions de l'État dans la vie collective. Avec la venue de la maladie à coronavirus, on observe ce qu'Émile Durkheim appelle la *solidarité organique*[67].

À l'instant, il convient de jeter un regard sur les personnels soignants, les enseignants, les agriculteurs, les routiers, les artisans, les ouvriers, les employés municipaux, etc. La théorie de l'État-providence s'en est sortie d'ailleurs renforcée des épreuves terribles des guerres mondiales, les politiques ont repris la main sur les économies et l'égalité sociale y a gagné. En sera-t-il ainsi de la République démocratique du Congo où certains individus se comportent comme des loups pour d'autres ?

---

[67] La solidarité organique a été introduite par Émile Durkheim dans son ouvrage fondateur *De la division du travail social* (1893). Elle décrit un type de lien social caractérisant la société moderne.

Et Dieu dans tout ça ? Il existe différentes manières d'y croire et de s'y raccrocher ou, au contraire, de ne pas y croire, voire de s'en agacer. On peut être juif, chrétien, musulman, bouddhiste… mais aussi agnostique, athée, indifférent. On peut embrasser un dogme ou bricoler ses croyances personnelles ; croire en Dieu sans croire aux anges ; aimer les anges et bouder les dieux ; croire par habitude ou par révélation ; croire sans pratiquer ou encore réclamer in extrémis, après une vie de mécréant assumée, l'extrême-onction.

Les origines de la maladie à coronavirus

L'anthropologie de la maladie qui aborde essentiellement cette dimension sociale de la maladie l'a toujours considérée comme un phénomène *sui generis* de désordre dans l'ordre social. C'est une démarche fondamentalement métaphorique qui est mise en œuvre, c'est-à-dire une analyse des causes du mal cherchées non du côté de la matière et du corps, mais du côté du lien social. Zemplini fournit une remarquable réflexion théorique à partir d'une longue expérience auprès des Wolofs, au Sénégal, et auprès des Sénoufos, en Côte-d'Ivoire, concernant la causalité, le diagnostic et l'étiologie de la maladie[68]. Toutefois, dans les sociocultures africaines, une maladie est repérée et parfois nommée en fonction de sa causalité explicitée par le diagnostic. Celui-ci s'effectue par divination, par l'intermédiaire, soit du rêve soit de l'inspiration éveillée, le médium ou le devin reçoit et retransmet un message.

---

[68] A. Zempléni, « La maladie et ses causes. Introduction », in *L'Ethnographie*, 96-97, 1985, p. 3.

Le diagnostic consiste essentiellement à déterminer la cause, le moyen ou le mécanisme, empirique ou non, de l'engagement de la maladie, à repérer l'agent, le détenteur de la force efficace qui l'a produite, et à situer l'origine de l'événement ou de la conjoncture dont la reconstitution rend intelligible l'irruption de la maladie dans la vie des individus, explique Zemplini[69].

Trouver l'identité ou le visage du coronavirus correspond à nommer la maladie. Cette conception de l'émergence de la maladie fait référence à l'existence d'une énergie vitale intrinsèque à tout être et qui peut être accrue ou appauvrie sous l'effet de la sorcellerie, de la manifestation d'un conflit relationnel concret et repérable dans l'histoire du sujet. Le diagnostic requiert en général une double action : un traitement symptomatique (plante, manipulation, repos…) et (ou exclusivement) un traitement crypto-religieux à efficacité symbolique. Il est qualifié d'étiologique parce qu'il relève du niveau des causes et des agents du mal. Ainsi, en négroculture, sont associés l'empirique et le symbolique. Le traitement qui consiste à réparer le trouble vis-à-vis de l'agent (sorcier, ancêtre, esprit...) et vis-à-vis de la cause (souvent de nature sociale, l'exemple est donné du conflit d'héritage).

S'agissant de la pandémie à coronavirus dont il est question, des interprétations divergentes seraient à la base de son apparition : *Dieu nous punit parce que nous nous sommes égarés de son chemin*. Cette idée qui gagne les réseaux sociaux et les médias, depuis l'avènement de la crise de la Covid-19. Cette pandémie n'a toutefois pas déclenché que des fantasmes. Elle a aussi suscité une mobilisation sans précédent. La dimension sociale en

---

[69] *Idem*.

rapport avec l'origine de la Covid-19 est déterminante. Le dysfonctionnement socio-économique, l'homosexualité, l'inégalité sociale entre les hommes, les guerres et le terrorisme sont autant des raisons qui justifient *la punition divine* de l'homme qui, pourtant, est rarement reconnu comme responsable de son inconduite.

La pandémie à coronavirus est le lieu d'expression d'une force extérieure, des attitudes paranoïdes. Le fait que l'on puisse encore se poser de telles questions en ce XXIe siècle témoigne d'un profond dédoublement. Nul ne conteste l'existence de microbes, ces petits êtres invisibles à l'œil nu, dont certains peuvent être à la base de certaines maladies graves. Ce qui pousse pas mal d'observateurs à revenir sur des questions que l'on se posait alors que l'on ne connaissait pas grand-chose sur l'existence de ces êtres microscopiques et au temps pendant lequel on attribuait aux malades des causes non prouvées, telles que la sorcellerie, le mauvais sort… Les microbes (virus ou bactéries) peuvent être visualisés par des instruments appropriés. Les autres relèvent de fantasmes qui font basculer vers l'irrationnel, l'égarement, ou pire, l'aveuglement à l'égard du cours des choses.

Dans l'univers africain, le religieux s'invite à toute conjoncture surtout dès que s'est manifestée la récente maladie à coronavirus. Il s'est surtout manifesté de plus en plus des individus appartenant à la catégorie sociale bien définie (ministres, députés, stars, etc.) et s'est forgé un discours spirituel adapté à cette circonstance. Les Églises évangéliques qui incarnent l'opinion populaire à Kinshasa ont proposé des explications, notamment, en désignant par défaut des coupables. Dans la majorité des cas, le bouc émissaire est à trouver parmi les acteurs politiques et parmi les membres du gouvernement que l'on a qualifiés de *vagabonds* pour être sortis importer le virus.

L'utilisation spirituelle de cette calamité frappe les esprits et agit sur l'imaginaire. Elle pousse à la crainte du divin, ce qui ne constitue pas une nouveauté. Habituellement, la référence à la punition divine s'accompagne d'une notion de culpabilité globale. On paie pour ses péchés. Cette pandémie est l'expression de la colère de Dieu sur le monde pécheur. Aujourd'hui, diverses religions du monde tiennent généralement, par exemple, à propos du coronavirus un discours essentiellement empreint de charité et d'empathie pour ne pas dire de compassion comme message de prévention, étant donné qu'il n'existe aucun traitement curatif contre cette pandémie. Mais, encore une fois, face à ce défi renouvelé, ce sont des approches rationnelles, des démarches scientifiques et des moyens techniques qui devraient aider à y faire face et peut-être même, à préparer l'humanité à d'autres défis plus grands à l'avenir. Comment dès lors gérer le confinement qui devient aujourd'hui un mot à la une à Kinshasa où il est usité en sens et contresens ?

De la psychose au syndrome de l'hyperventilation

Chez le Kinois, l'état de panique collective était lié à la peur d'attraper la maladie. Il s'ajoute celle d'entrer en confinement même si, aujourd'hui, elle semble être la meilleure alternative pour réduire le nombre de cas et permettre aux professionnels de santé de gérer au mieux cette pandémie. C'est l'avis du comité technique de lutte contre la Covid-19. Il n'est pas facile tout de même de chasser l'angoisse et de penser à autre chose lorsqu'on est enfermé chez soi d'autant plus qu'on ne sait pas quand cet enfermement prendra fin. Le problème de la Covid-19 est que l'ennemi est invisible. On ressent une forme d'impuissance, étant donné qu'on a besoin d'agir au plus vite pour y remédier. Or ici, la solution pour arriver à éradiquer ce mal invisible, c'est précisément de ne rien faire. C'est paradoxal et contre-intuitif, car la passivité est souvent source « d'anxiété ». L'acceptation de cette situation est la meilleure stratégie, même si c'est plus facile à dire qu'à faire. Cette impossibilité à agir est, peut-être, ce qui a poussé nombre de Kinois à se précipiter dans les supermarchés pour se constituer des stocks de vivres en vue de rendre le confinement plus supportable. On peut parler du réflexe primitif de l'instinct de survie. Pourtant, le message donné par le gouvernement était clair. Si tout était fait rationnellement, il n'y aurait aucun risque de pénurie pour autant que le circuit de fourniture alimentaire continuerait de fonctionner et d'approvisionner la population.

Le message du gouvernement et des professionnels de la santé a mis la population sous l'électrochoc afin de lui faire comprendre qu'elle était seule à pouvoir agir pour arrêter tout comportement qui favoriserait la propagation du virus. Il faut observer scrupuleusement les gestes barrières édictés par l'OMS. Il s'agit entre autres de rester chez soi[70]. L'ensemble de ces gestes devrait être enseigné aux enfants pour leur imprégnation.

Certains mécanismes d'aide aux proches (voisins…) ont été mis en place. Mais la multiplication d'informations, contradictoires fut mêlée au syndrome

---

[70] Rester chez soi, se laver les mains régulièrement, éternuer sur le coude de la main, se moucher sur un mouchoir jetable immédiatement, respecter la distanciation sociale.

d'hyperventilation. Klein rapporte qu'en 1937, Kerr, Dalton et Gliebe ont publié, dans une revue américaine de médecine interne, un article capital : « *Some physical phenomena associated with the anxiety states and their relation to hyperventilation* »[71] dans lequel ils expliquent comment l'hyperventilation pouvait provoquer une série de sensations physiques inquiétantes et, dès lors, des états d'angoisse. Ils attestent qu'en pareil cas, on pouvait se croire malade et être conforté dans cette idée par des médecins émettant un faux diagnostic (trouble cardiaque, spasmophilie, conflits psychologiques, tempérament anxieux, hystérie, etc.). Le sujet en cause éprouve du mal à respirer, en donnant l'impression de faire une crise cardiaque avec la peur de mourir. Plusieurs personnes risquent d'être en proie à un effet de panique plus que les autres face à ce contexte de confinement, notamment, les personnes âgées isolées, les patients avec antécédents de troubles psychiques, avec un trouble d'anxiété généralisé, les hypocondriaques ou les personnes traversant un épisode dépressif. Dans cet état, une personne qui vit l'angoisse et une affliction d'esprit mêlée d'inquiétude peut tout tenter pour se sauver la vie. C'est par rapport à ce contexte que se justifie la ruée, en ce temps de la maladie à coronavirus des Kinois vers la médecine traditionnelle.

[71] D. Klein, "Delineation of two responsive anxiety syndromes", in *Psychopharmacologia*, n° 5, 1964, p. 397.

Stigmatisation et cauchemar de la personne testée positive à la Covid-19

Voici cette plainte qui déferle la chronique sur les réseaux sociaux et qui concerne le cas d'un patient testé positif à la Covid-19, à Kinshasa. Pour des raisons d'éthique, nous taisons son nom. Il sera désigné par (X). Lisons son témoignage repris en ces termes :

> *Le dimanche 15 mars, je suis attaqué par un rhume, une toux et des sueurs froides. Les deux jours qui suivaient, je me sentais faible et avec des douleurs à la tête ainsi qu'aux articulations. Je me suis rendu à une réunion le lundi 16 mars, à laquelle j'avais échangé avec un ami et d'autres collègues. Vu que ce jour-là, quelques cas de Covid-19 avaient été rapportés à Kinshasa, nous avons tous pris les dispositions du respect des gestes barrières en termes de distanciation sociale pour ne pas nous exposer les uns aux autres la contamination.*
>
> *Le mardi 17, je suis allé à l'INRB afin de me faire tester ainsi que les membres de ma famille. L'équipe des épidémiologistes de l'INRB avait procédé aux prélèvements sanguins, buccaux et nasaux pour toute la famille. Le vendredi 20 mars, j'avais reçu l'information selon laquelle, un collègue a fait un malaise cardiaque et était admis à l'hôpital HJ à Limete. Le dimanche 22 mars, j'avais reçu un appel téléphonique de l'épidémiologiste qui me rassura que nos tests sont négatifs et qu'il viendra me les*

remettre en mains propres le lendemain 23 mars. C'est ce lundi 23 mars, dans l'après-midi aux environs de 15 h 30 que l'épidémiologiste dira que faute de véhicule, il était dans l'incapacité de venir à mon domicile afin de me remettre les résultats du test. Je n'avais pas d'autre choix que d'attendre. C'est en lisant les résultats qu'il m'avait remis le lendemain que j'avais remarqué qu'ils sont positifs, contrairement à ce qu'il m'avait été dit par téléphone.

Suite à cette information, ma mise en quarantaine fut décidée ipso facto. Mon dossier était également transmis à l'équipe de « prise en charge » des malades atteints de la Covid-19. Pendant 48 heures, soit jusqu'au mercredi 25 mars, je n'ai eu aucune nouvelle de l'équipe de prise en charge. C'est le mercredi à 22 h 30 que le médecin est venu me visiter. Il avait procédé par auscultation, prise de tension, saturation d'oxygène dans les poumons ainsi que la prise de température. Les paramètres étaient rassurants. Il m'avait prescrit le protocole adopté par l'équipe de riposte, à savoir la chloroquine et le Zithromax. Compte tenu du fait que mon cas ne semblait pas présenter de signes de complications, mon isolement était maintenu à mon domicile. C'est toujours le cas pour d'autres malades dont l'état ne nécessite pas impérativement l'hospitalisation. Cette mesure a pour but de maintenir la disponibilité des places sur les sites hospitaliers afin d'optimiser les chances de succès d'une prise en charge rapide des patients dont les cas présentent de vraies complications. Ce n'est finalement que le vendredi 27 mars à 21 h 30 que j'avais reçu la cure prescrite. Le même vendredi, j'avais appris que mon collègue est décédé. C'est alors que j'avais décidé de rendre public mon diagnostic. C'est pour permettre à nos concitoyens de prendre conscience du risque que représente cette maladie. Le dimanche 29 (J-13), alors que je n'ai plus revu l'équipe de suivi, celle-ci étant débordée par le volume de travail, j'avais appelé et proposé à mon médecin afin de faire le scanner de mes poumons. À 10 heures le lundi, l'ambulance vient me prendre à mon domicile et m'emmène à l'hôpital CMK. Arrivé au CMK, une responsable en panique nous éconduit en clamant qu'elle me connaît et que le CMK refuse les cas atteints de la Covid-19. L'ambulance m'emmène ensuite à l'hôpital HJ à Limete où les dispositions ont été prises afin de me faire passer ces fameux scanners. À l'HJ, en moins de 20 minutes, tout était fait. Dès le deuxième jour de prise de la cure de chloroquine couplée au Zithromax, mes essoufflements ont disparu et je me sentais mieux. Le mardi 31 mars 2020, soit 13 jours après avoir été testé positif à la Covid-19 et au 4e jour de médication, je présentais les signes d'un bon rétablissement. J'ai appris que ma famille était indexée parce qu'il y avait des personnes atteintes de coronavirus. Moi-même, j'étais stigmatisé par mes collègues chauffeurs.

La lecture de ce récit montre l'insuffisance d'informations au sujet de la Covid-19, en République démocratique du Congo. C'est ce qui est à la base de la psychose dont font l'objet les patients de cette pandémie.

Enfin, à Kinshasa, certains hôpitaux refusent de participer à la lutte contre ce fléau parce que craignant la fuite d'autres malades qui auraient peur de se faire assimiler aux porteurs du virus ou se faire contaminer. Un tel comportement va aux antipodes du serment d'Hippocrate et ne contribue qu'à creuser un fossé entre le personnel soignant et les malades de la Covid-19. L'histoire de la maladie à coronavirus montre le manque d'informations au sujet de cette pandémie en milieu congolais. Par ailleurs, une mauvaise prise en charge des malades expliquerait des cas de décès. D'où la psychose dont souffrent les patients de cette pandémie en République démocratique du Congo.

Chapitre V. PROPOS DES KINOIS PAR RAPPORT AUX STRATÉGIES DE LUTTE CONTRE LA COVID-19

À ce niveau, nous analysons l'imaginaire collectif des habitants de Kinshasa face aux mesures barrières[72]. Face à cette pandémie, l'hygiène corporelle se révèle être l'unique moyen de prévention de toute thérapie. En effet, le corps est un attribut de la personne, un avoir et non ce lieu et ce temps microscopiques de l'identité. Toute leçon concernant les gestes barrières rapporte bien. En d'autres termes, la science anthropologique se propose de dégager le signifiant pour le « corps » qui est une *fiction*. Elle est culturellement opérante et vivante lorsqu'elle n'est pas dissociée de l'acteur et lorsque ce dernier est envisagé comme corporéité au même titre que la communauté de sens et la communauté de valeur qui dessinent sa place, ses constituants, ses performances et ses imaginaires, de façon changeante et contradictoire d'un lieu à l'autre et d'un temps à l'autre dans les sociétés humaines[73].

La construction sociale et culturelle du corps ne se situe pas seulement en aval, mais également en amont. Car elle touche la corporéité non seulement dans l'ensemble de ses relations au monde, mais aussi dans la détermination de sa nature. Les représentations sociales

---

[72] Pour consolider notre propos, nous avons mené une observation libre, d'une part, et avons fait une lecture de l'actualité sur la pandémie dès l'annonce de la première contamination en RDC au mois de mars 2020, d'autre part.

[73] D. le Breton., *Anthropologie de la douleur*, Éditions Métailié, 2006, p. 78.

assignent au corps une position déterminée au sein du symbolisme général de la société[74] en montrant les différentes parties qui le composent ainsi que les fonctions qu'elles remplissent, en explicitant les relations qui pénètrent l'intérieur invisible du corps pour y déposer des images précises.

Les représentations sociales situent la place du corps au sein du cosmos et de l'écologie de la communauté humaine. Ce savoir, une fois qu'il est appliqué au corps, se révèle d'emblée culturel. C'est de cette façon que le sujet le ressent sommairement. Il donne sens à l'épaisseur de sa chair, lui indique de quoi il est fait, rattache ses maux ou ses souffrances à des causes précises qui sont conformes à la vision du monde et de la société à laquelle il appartient et qui lui indique sa position face à la nature et face aux autres hommes à travers un système de valeur et de correspondances conforme à celle-ci. De là apparaît cette myriade de représentations qui cherchent à proposer un sens ainsi qu'une signification à l'idée selon laquelle « le virus ne se promène pas, mais c'est l'homme qui le porte et qui le transmet à d'autres individus ».

Face au déficit de mesures de contrôle et de protection, le risque de contamination du coronavirus, d'une personne à l'autre, est important. C'est pour cette raison que les instances nationales de la santé en milieu congolais ont pensé réduire l'impact de ce risque grâce à des mesures simples dites « gestes barrières » qui se résument :

- au lavage régulier des mains avec de l'eau et du savon ou avec une solution hydro-alcoolique ;

---

[74] D. le Breton., *Op. cit.*, p. 78.

- à tousser ou éternuer dans son coude ou dans un mouchoir jetable ;
- à utiliser uniquement des mouchoirs à usage unique jetable à la poubelle après utilisation ;
- à cesser de serrer la main ou s'offrir des accolades en signe de salutation ou d'amour ;
- à ne pas porter ses mains à la bouche, au nez ou aux yeux, car si le virus se trouve sur vos mains, il peut pénétrer dans l'organisme via ces orifices ;
- à se tenir à plus d'un mètre d'une personne qui tousse ou qui éternue, distanciation physique ;
- à rester chez soi en cas d'une présence de symptômes caractéristiques de la Covid-19.

Ainsi, on a fait comprendre l'importance de l'hygiène corporelle telle que vulgarisée par l'Organisation mondiale de la santé.

Les spécialistes des sciences humaines jugent le corps humain comme la souche identitaire de l'homme, le lieu et le temps où le monde prend chair à travers un visage singulier de chaque homme et son axe de sa relation au monde[75]. À travers ce visage singulier, l'homme s'approprie la substance de sa vie et la traduit à l'adresse des autres par l'intermédiaire des systèmes symboliques qu'il partage avec les autres membres de sa communauté.

C'est cela qui donne à cette étude la latitude à mieux cerner tant la portée du message en rapport avec les gestes barrières contre le coronavirus que les difficultés auxquelles les Kinois sont butés pour appliquer correctement l'ensemble de ces mesures barrières.

---

[75] A. Eck-Sarradon, « S'expliquer la maladie. Une ethnologie de l'interprétation de la maladie en situation de soins », in *Bulletin Amades,* consulté le 13 mai 2020.

Au fait, les représentations du corps, ses apparences, ses limites et la description de ses mécanismes internes sont, d'abord et avant tout, un terrain social[76]. Ce qui se situe au centre de cette étude, c'est moins l'histoire de la compréhension corporelle que son imaginaire social. Même si c'est agréable d'errer dans cet imaginaire, la conception du corps ne nous laisse pas perdre le fil de l'analyse anthropologique à travers la rigueur de l'épistémè des sciences de l'homme comme en témoigne l'analyse du corps qui passe d'abord par la compréhension de certains de ses aspects, à savoir, l'hygiène corporelle, les tabous ou les interdits relatifs au sang, notamment, le sang des règles ou à la toilette de la femme qui vient d'accoucher ou le sang de l'accouchement et parfois celui de la toilette du bébé qui vient de naître.

À l'opposé de la naissance, des rites particuliers peuvent concerner la « dernière toilette », celle du défunt[77]. L'hygiène corporelle entretient aussi depuis longtemps des relations avec la sphère mystique, celle du religieux (la propreté du corps est souvent liée à la pureté spirituelle). Toutes ces représentations varient selon les lieux, les classes sociales et les époques, sans oublier les composantes culturelles. La toilette féminine est un sujet souvent traité par les artistes. Pour orner un de ses ouvrages, Anne de Marnhac a pu réunir 120 tableaux et gravures en 1986, rien que pour illustrer le thème de « la femme au bain ». En retenant que pour ceux qui ont été

---

[76] J.-P. Wille M. *et alii*, *L'ethnomédecine, une alliance entre science et tradition*, Éd. Jouvence & Biocontact, 2006, p. 56.

[77] B. Hours, « Vingt ans de développement de l'anthropologie médicale en France », in *Socio-Anthropologie, Médecine et santé : Symboliques des corps*, n° 5, 2006, p. 35.

peints entre le XVe et le XIXe siècles[78], l'hygiène corporelle prend d'autres allures sociales, mais surtout une allure *pastorienne* qui s'est basée sur la lutte contre les microbes (une lutte qui est encouragée par les collectivités). Dès lors, pour Bonhomme, Julien et Katerina Kerestetzi [79], l'hygiène corporelle fait l'objet de moralisation de la classe laborieuse.

À la fin du XXe siècle, avec Pasteur, notamment dans la découverte de l'omniprésence des microbes, les hygiénistes ont ajouté une dimension de « désinfection » à celle de la toilette, qui se réalise alors dans une pièce carrelée qui lui est spécialement dédiée[80]. Ce sont aussi des microbes invisibles et des polluants toxiques que l'on cherche à éliminer en se lavant, en entretenant surtout un commerce florissant, celui des produits de l'hygiène par l'entremise de la publicité et du marketing sensoriel qui le soutiennent[81].

Selon le dictionnaire Larousse, précieux instrument au service des usagers, *l'hygiène est cette branche du savoir qui traite des règles et des pratiques nécessaires pour conserver et améliorer la santé ; c'est aussi l'ensemble de ces règles et de ces pratiques. On distingue l'hygiène du corps de l'hygiène mentale.*

---

[78] S. Mollo-Bouvier et G. Vigarello, « Le Propre et le sale : l'hygiène du corps depuis le Moyen Âge », in *Revue française de pédagogie*, volume 83, 1988, consulté le 13 mai 2020.

[79] Bonhomme Julien et Katerina Kerestetzi, « Les signatures des dieux. Graphismes et action rituelle dans les religions afro-cubaines », *Gradhiva*, 22, 2015, p. 74-105.

[80] M. Mauss, « Les techniques du corps », in *Journal de Psychologie*, XXXII, n° 3-4, 15 mars-15 avril 1936, rééd. Presses universitaires de France, 1968.

[81] G. Vigarello, *Le propre et le sale : l'hygiène du corps depuis le Moyen Âge*, Paris, Seuil, 1985, p. 167.

Ainsi, le bien-fondé de l'application des mesures de l'hygiène corporelle, en cette période de la pandémie à coronavirus, est scientifiquement justifié à cause du mode de transmission de ces agents pathogènes.

En effet, en observant attentivement le mode de transmission de ce virus, ces différentes mesures d'hygiène telles qu'arrêtées apparaissent pleinement sensées, étant donné que cette maladie se transmet principalement par des gouttelettes produites lorsqu'une personne infectée tousse, éternue, parle ou expire. Ces gouttelettes sont très lourdes pour rester dans l'air et tombent rapidement sur le sol ou sur toute surface proche. On peut être infecté en respirant le virus lorsqu'on se situe à proximité d'une personne malade, ou en touchant une surface contaminée, ses yeux, son nez ou sa bouche. C'est ce mode de contamination qui justifie cette prise de mesures préventives édictées par l'OMS qui a en charge la gestion de la santé de l'humanité.

Notons que chacune de ces mesures est destinée à se protéger contre un des modes de transmission correspondant à la Covid-19. Quoique salutaire dans la lutte contre la pandémie de la maladie à coronavirus, l'imaginaire social autour de ces mesures présentées par le ministère de la Santé du gouvernement n'emballe pas la majorité des Kinois.

En observant scrupuleusement les mesures barrières comme une responsabilité collective, on peut s'assurer d'un certain degré de prévention de la maladie à coronavirus. La responsabilité collective a pour conséquence logique la responsabilité individuelle, en ce sens que chacun doit prendre conscience de la nécessité du respect strict de ces mesures. Celui qui les respecte se protège avant tout lui-même, et protège en même temps la communauté autour de lui. À titre d'exemple, la personne qui ne lave pas régulièrement et soigneusement ses mains court le risque d'attraper ce virus mortel. Il expose automatiquement son entourage à travers les surfaces qu'il touche. D'où l'observance de gestes barrières devient l'affaire de chacun et de tous. Cependant, des interrogations persistent lorsqu'on évoque l'observance de ces mesures dans le contexte de la Ville-Province de Kinshasa. Les lignes qui suivent vont davantage clarifier cet élément.

Défis à relever dans l'observance des gestes barrières à Kinshasa

Il est pertinent de bien contextualiser ces défis, de présenter brièvement la Ville-Province de Kinshasa. En effet, Kinshasa est une mégapole dont la superficie est estimée à environ 9 965 km² alors que sa population est d'environ 11 millions d'habitants, en 2017. La densité de la population est de 1 330 habitants par km².

Les défis face au lavage adéquat des mains

L'importance particulière de garder à l'esprit la propreté des mains est une mesure centrale dans la prévention contre la propagation du coronavirus. Le défi est celui de l'accès à l'eau courante. L'importance du lavage des mains requiert la permanence de l'eau en quantité et en qualité.

S'agissant des ressources hydriques, les enquêtes menées par l'UNICEF en décembre 2018, relèvent que la RDC possède plus de 50 % des réserves d'eau du continent africain. En dépit de ce potentiel fabuleux,

33 millions de Congolais n'ont pas accès à l'eau de qualité. C'est seulement 52 % de la population qui a accès à un point d'eau amélioré, et 29 % à des installations sanitaires améliorées. De manière générale, l'accès à une eau de qualité et à des conditions sanitaires et hygiéniques adéquates aide dans la prévention de multiples maladies d'origine hydrique.

Selon ces enquêtes, le manque d'accès à l'eau de qualité explique notamment le fait que la RDC soit un pays endémique pour le choléra. C'est vrai pour presque toutes les autres maladies des mains sales comme la fièvre typhoïde.

Cette situation de précarité en eau potable à Kinshasa se heurte aux prescrits de l'OMS et de l'Institut national de recherche biomédicale de Kinshasa (INRB) quant au lavage des mains.

L'usage du désinfectant à base d'alcool

Face à la Covid-19, le manque d'eau en quantité peut être suppléé par l'utilisation des désinfectants à base d'alcool dans la protection contre le coronavirus. Dans ce cas également, il se pose le problème de son coût qui est prohibitif. La capacité financière des Congolais, en général, et du Kinois, en particulier, ne permet pas de s'acheter les désinfectants. La pauvreté dans laquelle la plupart des ménages de Kinshasa sont plongés est connue.

En effet, 73 % de la population congolaise vivent dans la pauvreté, avec moins de 1,99 dollar par jour. Ce pourcentage est, pour la Banque mondiale, l'un des plus élevés en Afrique subsaharienne. À l'heure actuelle, la situation au regard du revenu de la majorité des

Congolais est demeurée presque la même. Moins de deux ans après cette étude. En considérant que le petit contenant du désinfectant à base d'alcool est vendu entre 1 500 et 2 000 francs congolais, soit autour de 1 dollar. C'est ainsi que les ménages préfèrent payer d'abord de quoi manger et confier le risque de contracter le coronavirus à Dieu ou aux ancêtres.

De l'usage du mouchoir en papier

Comme la précédente mesure, celle qui recommande l'utilisation du mouchoir à usage unique pour se moucher, éternuer ou tousser lorsqu'on est en compagnie, s'est butée elle aussi à quelques défis plausibles dans l'environnement kinois. D'abord, ce n'est pas tout le monde qui a la possibilité de s'acheter facilement du papier mouchoir. Son prix, 300 FC, équivaut au prix de trois petits paquets de biscuits. Bien des gens préfèrent se procurer ce biscuit pour calmer la faim. À cela, il faut dire que dans une ville comme Kinshasa où il fait très chaud et où l'on transpire abondamment, les gens conviennent se procurer le mouchoir en étoffe et qui est moins coûteux, mais malheureusement peu hygiénique, car on ne le jette pas à la première occasion comme c'est le cas avec du papier mouchoir.

Par ailleurs, ceux qui ont la possibilité d'utiliser le papier mouchoir sont confrontés à la question de leur évacuation après usage, étant donné qu'il n'y a presque pas de poubelles le long des avenues de Kinshasa. Les papiers mouchoirs sont donc jetés n'importe où sur les trottoirs ou à même le sol pendant que ceux qui vendent ces mouchoirs à papier les étalent à même le sol, c'est-à-dire dans des conditions hygiéniques peu confortables. La personne malade du coronavirus qui se débarrasse de son papier mouchoir après avoir éternué ou toussé dedans, par exemple, laisse ainsi son virus à la portée de tout le monde et surtout des enfants.

Du port obligatoire du masque

La décision de porter obligatoirement le masque par la population de Kinshasa est entrée en vigueur depuis le 20 avril 2020. Il s'agit, a-t-on pensé, de la façon la plus appropriée pour lutter contre la propagation du coronavirus dans la capitale congolaise qui n'envisage pas d'adopter un confinement total.

Afin de faire respecter cette mesure, les autorités avaient instauré une amende de 5 000 francs congolais, soit 2,70 $ USD à l'endroit des récalcitrants et, ce faisant, le port du masque à Kinshasa a fini par s'imposer jusqu'à une certaine hauteur. Malheureusement, cette mesure n'est pas adoptée par la rue à Kinshasa où une certaine catégorie de Kinois trouve le masque étouffant et inadapté au soleil de la capitale congolaise. C'est ainsi que les Kinois s'en prémunissent en le gardant au poignet de la main ou au menton, rien que pour tromper la vigilance policière. Ce qui étonne, c'est que beaucoup de policiers chargés d'imposer le port de masque ne les portent pas eux-mêmes. Dans ce cas, le masque devient-il un sauf-conduit ou mieux un couvre-mouton, tel qu'on en voit partout et chaque jour.

En effet, à Kinshasa, on n'est pas encore arrivé à percevoir le rôle, la vraie utilité du port de masque en ce temps de grande pandémie qui sème, partout dans le monde, la mort et la désolation. Comment peut-on justifier ce comportement des Kinois face au port du masque ? Est-ce une forme de bravade de l'autorité ou c'est par déficit de l'information face à la réalité Covid-19 ?

À Kinshasa, il est vrai, la population ne détient pas l'information de première main sur cette pandémie comme sur son mode de propagation et de prévention, notamment sur les gestes barrières. Aussi, nous interrogeons-nous sur les vraies responsabilités du Comité technique qui doit se charger de la vulgarisation des connaissances sur cette maladie aux couches sociales de Kinshasa. De là vient la non-observance constatée dans le port de masque que l'on impute aux Kinois et aux Kinoises. En tant qu'observateur de la réalité sociale, nous avons constaté que le port du masque, comme l'un des gestes barrières contre la propagation de la pandémie à coronavirus à Kinshasa, n'est pas respecté par beaucoup de gens, en particulier par les conducteurs de taxis motos, appelés communément *wewa*.

En tout état de cause, le port obligatoire des masques dans la Ville-Province de Kinshasa devient une aubaine pour les policiers qui répriment violemment les populations et qui font de l'argent sur le dos de celles-ci en se faisant des amendes de 5 000 francs congolais ou plus. À vrai dire, cette interdiction n'est qu'un fonds de commerce pour les agents de l'ordre.

De la distanciation sociale à l'embouteillage des hommes à Kinshasa

La distanciation sociale, distanciation physique ou éloignement sanitaire (en anglais : *social/physical distancing*) vise à éloigner les individus, les uns des autres à l'extérieur[82]. C'est une des mesures non pharmaceutiques de contrôle des infections prises par les responsables de la santé publique pour arrêter et pour ralentir la propagation d'une maladie très contagieuse comme, par exemple, les maladies infectieuses émergentes.

L'objectif de la distanciation sociale est de réduire la probabilité de contacts entre les personnes porteuses d'une infection et les personnes non infectées de manière à réduire la transmission de la maladie, la morbidité et la mortalité. C'est un des comportements barrières qui participent à la réduction des risques sanitaires. La distanciation sociale est la plus efficace lorsque l'infection peut être transmise par contacts de gouttelettes (toux ou éternuements), par contact physique direct y compris sexuel ; par contact physique indirect (par exemple, en touchant une surface contaminée) ou par transmission aérienne (si le micro-organisme peut survivre dans l'air pendant de longues périodes).

La distanciation sociale est moins efficace dans le cas où l'infection est transmise principalement par de l'eau ou par des aliments contaminés, souillés ou par des vecteurs tels que les moustiques ou autres insectes et moins fréquemment, de personne à personne. Les inconvénients de la distanciation sociale peuvent inclure la solitude, la réduction de la productivité (partiellement compensée par le télétravail et les téléconférences) et la perte d'autres avantages liés aux interactions humaines. Dans les endroits où l'accès à la technologie est réduit, elle peut également rendre plus difficile le suivi de la santé d'une

---

[82] « OMS/Europe organise une séance d'information sur le coronavirus pour les ambassadeurs » [archive], sur *Organisation mondiale de la santé*, 5 mars 2020, consulté le 13 mars 2020.

population. Afin d'éviter la promiscuité physique qui constitue un facteur de contagion virale facile, les Kinois observent la distanciation sociale pendant la période où le coronavirus impose sa loi.

C'est là un défi de taille qu'il importe d'affronter... Il suffit de tourner les regards vers les quartiers de Kinshasa à forte concentration ou certaines places publiques de la capitale, comme le Rond-point Ngaba, le Marché de liberté ou encore de Kingasani, Pascal, pour se rendre compte de l'impossibilité pour les personnes de respecter les gestes barrières. À Kingasani ou à Pascal, par exemple, où règne une forte densité de la population par mètre carré, des personnes se côtoient pratiquement nez à nez, et la plupart d'entre eux ne portent pas de masque pour couvrir leur nez et leur bouche. Les Kinois caricaturent cette proximité sociale *d'embouteillage des hommes.* Dans ces sites comme dans beaucoup d'autres encore, un seul malade du coronavirus sans masque protecteur peut être à la base de plusieurs contaminations par jour dans ce périmètre.

D'autre part, à cause de la distanciation sociale à Kinshasa, personne ne peut se terrer pendant une certaine durée sans entraîner une famine généralisée en famille. Aussi, les Kinois qui vivent de la débrouillardise au jour le jour pour trouver à manger, car la plupart d'entre eux vivent, selon leur propre expression, *au taux du jour,* c'est-à-dire qu'ils ne disposent pas de provisions alimentaires à domicile. Pour cela, il leur faut sortir tous les jours pour chercher de la nourriture, de surcroît, avec toute incertitude. La quête de la nourriture à Kinshasa s'accommode à l'expression populaire *à chaque jour suffit sa peine.* Ce qui rend le confinement difficile à y pratiquer. Dans le domaine de transport en commun, la distanciation sociale est si difficile à observer, car plusieurs receveurs ou transporteurs avides d'argent embarquent un nombre élevé de passagers, contrairement aux mesures imposées par le gouverneur de la ville. Et ce, sous l'œil impuissant de la police. À ce sujet, il est important de souligner que ce débordement s'accomplit aussi avec la complicité de certains policiers véreux. Sur cette veine, nous fustigions la corruption dans le rang des agents de l'ordre lorsqu'elle rend poreuses les frontières congolaises sous l'action de certains services d'immigration qui laissent entrer des malades suspects du coronavirus par l'aéroport international de N'djili, sans alerter les services de l'hygiène aux frontières. Ce laxisme coupable dans l'agir de ces agents a introduit le coronavirus en République démocratique du Congo.

De toutes ces mesures barrières proposées, il n'y a que le fait de tousser ou d'éternuer dans le pli de son coude qui paraît plus réalisable par des personnes consciencieuses, car il ne coûte rien, mais c'est bien, malheureusement, insuffisant.

La Covid-19 dans l'imaginaire des Kinois

L'imaginaire peut être sommairement défini comme le fruit de l'imagination d'un individu, d'un groupe ou d'une société, produisant des images, des représentations, des récits ou des mythes plus ou moins détachés de ce qu'il est d'usage de définir comme la réalité[83]. L'imaginaire social est un magma de significations sociales dont la production ne se réfère pas à une ou

---

[83] G. Durand, *Les Structures anthropologiques de l'imaginaire,* Dunod, 1re édition, Paris, PUF, 1960, p. 21.

plusieurs élaborations psychiques individuelles ni même de groupes ou d'organisations.

Pour comprendre ce concept, on se place dans une perspective sociétale. *Les significations imaginaires sociales ne sont ni représentations, ni figures ou formes, ni concepts.* Elles ne sont pas plus des *types idéaux* au sens weberien[84]. Elles sont historiques, donc évolutives, et produisent des institutions qui ne peuvent être analysées qu'en fonction du contexte culturel de l'époque. Elles ont des significations parce qu'elles renvoient à un sens. Le sens est, selon Castoriadis, *un tenir-ensemble indestructible, se visant soi-même et fondé sur soi-même, source illimitée de plaisir à quoi il ne manque rien et qui ne laisse rien à désirer*[85]. Imaginaires parce que ces significations ne sont pas réductibles à un réel ou un rationnel quelconque. Elles renvoient au fond magmatique de la *psyché* et du monde, c'est-à-dire à ce que Castoriadis nomme l'abîme/chaos/sans-Fond à partir duquel surgit sans cesse un flux créatif de nouvelles significations dont la portée peut être bénéfique ou maléfique pour l'homme. *Sociales* parce qu'elles valent et s'imposent à tous les membres de la société, sans être nécessairement connues comme telles.

S'agissant du coronavirus, la nouvelle est perçue de manière fracassante. Les informations relatives aux gestes barrières sont, aux dires des Kinois, dépressives et pessimistes. Ils s'interrogent et se tourmentent sur la façon de gérer le confinement.

---

[84] M. Weber, *Économie et société*, tome 1 : « Les catégories de la sociologie », Paris, Plon / Agora, traduction de Julien Freund, p. 28-29.

[85] G. Durand, *Sciences de l'homme et tradition. Le nouvel esprit anthropologique*, Paris, Albin Michel (1re éd). Tête de feuille-Sirac, Paris, 1975, p. 46.

La façon dont les Kinois et les habitants d'autres villes de la République démocratique du Congo vivent cette pandémie est inédite. C'est comme si la peur d'être malade ne suffisait pas. Tout le pays est totalement confiné. C'est le meilleur moyen pour réduire la propagation du virus. Il n'est pas question de chasser l'angoisse et penser à autre chose quand on est enfermé chez soi. Personne ne sait quand la situation prendra fin. D'aucuns pensent que la pandémie à coronavirus est un complot. Les gestes dits barrières ne sont que de simples moyens de contrôle social et un alibi pour imposer le vaccin. Ce *qui* inquiète davantage les Kinois, c'est l'inconnu qui se cache derrière tout discours officiel sur la maladie à coronavirus qui est relayé dans les réseaux sociaux.

Les Congolais connaissent les grippes saisonnières, le VIH/sida, l'Ebola, le *mbasu*, le paludisme, mais pas le coronavirus jusqu'alors. Cette maladie paralyse les structures étatiques et impose un nouveau rythme de vie aux familles. On ignore toujours ses causes. Ses symptômes paraissent moins maîtrisables. Sa durée d'incubation laisse perplexes tant le personnel soignant que les autorités politiques. Le risque de mourir amplifie la crainte du citoyen qui trouve refuge dans les réseaux sociaux et autres médias qui diffusent des informations sur le caractère nocif du vaccin et les vérités cachées de Covid-19.

En clair, il s'agit d'une pléthore d'informations au sujet d'une théorie de complot qui aurait été mise en œuvre par la machine capitaliste dans le seul but de réduire drastiquement la population humaine et tendre vers un équilibre de vie. Elle prétendrait ainsi redistribuer équitablement les richesses. Selon cet imaginaire social, la

Covid-19 ne contiendrait pas le nom d'un virus, mais serait porteuse plutôt d'un plan international occulte d'asservissement et de réduction des populations.

Pour cela, l'obligation est faite à la communauté mondiale de se faire dépister, de se faire vacciner, car ce qui réactive le virus, c'est un terrain immunitaire affaibli par la vaccination[86].

L'argument de Susan George démontre que chaque société sera victime de ses propres turpitudes et on laissera les victimes s'autodétruire pour permettre la réduction de la population qui devrait être ramenée à 4 milliards pour respecter l'impact sur les ressources terrestres. Selon cette auteure, « une population totale de la planète plus réduite est le seul moyen de garantir le bonheur et le bien-être de la grande majorité des gens. [...] Si nous souhaitons préserver le système libéral [...] il n'y a donc aucune solution alternative »[87].

Une fois que cette stratégie s'avérera fondée, il faudrait envisager des solutions alternatives à l'échelle de chaque nation pour contrer une pareille programmation d'allure malthusienne à laquelle nous sommes conviés à réfléchir en tant qu'anthropologues, d'autant plus que la population mondiale semble développer une forte méfiance face aux autorités comme à toute structure de santé en les qualifiant de simples caisses de résonance de la machine capitaliste qui vise, à coup sûr, la réduction de la population, surtout africaine. C'est cette situation qui explique que, depuis le début de l'épisode de coronavirus, une pluie de messages haineux et

---

[86] Susan George, *Le rapport Lugano*, Librairie Arthème Fayard, Paris, 2000, p. 36.

[87] S. George, *Les stratèges de la faim* [compte-rendu], in *Revue Tiers Monde* , 1984 (98), p. 459.

xénophobes se fait jour à l'endroit de l'Organisation mondiale de la santé et de son soi-disant programme de vaccination contre la Covid-19.

La peur des gestes barrières contre le coronavirus

Les mesures pour lutter contre la pandémie à coronavirus par les médias ou les réseaux sociaux suscitent la peur, les émotions et la psychose. Les populations s'interrogent pour savoir si le coronavirus est beaucoup plus mortel que la grippe et d'autres épidémies. Cette pandémie est-elle la « gamme changer » de la mondialisation ? Pourquoi depuis que la pandémie à coronavirus (Covid-19) a été signalée pour la première fois à Wuhan (Chine) le 31 décembre 2019, et après qu'elle a causé plusieurs morts en Chine, en Europe, aux USA l'Organisation mondiale de la santé ne parvient-elle pas à trouver une solution pour son éradication ? Toutes ces interrogations n'ont fait qu'exacerber la psychose auprès des Kinois et les ont invités à réfléchir autrement. Tout le monde connaît la grippe, mais pas le coronavirus, ni ses symptômes, ni sa durée, etc. C'est le terme « virus » qui inquiète et qui engendre la phobie chez tout le monde.

À l'opposé, le paludisme que l'on assimile à un épisode de fièvre, c'est-à-dire une maladie d'allure bénigne, ne suscite pas de panique générale. La plupart des habitants de Kinshasa attribuent à cette pandémie une origine divine, pour punir les hommes suite à leur inconduite. Nombreux voient dans le coronavirus une guerre d'origine extraterrestre.

D'aucuns pensent que les mesures de confinement servent d'alibi aux gouvernements afin d'exercer un contrôle plus étroit sur les opposants. Les restrictions des libertés en temps de pandémie se répercutent sur les opposants ou sur ceux qui critiquent le régime. Quoique ces règles ne soient pas spécifiquement dirigées contre eux, on note un resserrement de l'« inquisition ». Ce terme est employé à dessein pour autant qu'il produise des victimes collatérales. Les effets de crise sanitaire poussent à s'interroger sur le devenir de la mondialisation.

En effet, l'Organisation de coopération et de développement économique (OCDE)[88] alerte sur le fait que l'économie mondiale est confrontée à son plus grave danger depuis la crise financière de 2008, alors que la pandémie à coronavirus a déjà engendré des souffrances humaines considérables, ainsi qu'un grand chambardement économique.

Selon cette organisation, la croissance économique mondiale pourrait passer de 0,5 à 1,5 % plus basse que prévu, selon la gravité du scénario retenu. À en croire ce rapport, on observe que :

> *le coronavirus vient rappeler à tous l'étroitesse de l'interconnexion entre les économies mondiales. Nous utilisons de nombreux produits importés dans notre vie quotidienne. Les chaînes de valeur, qui font qu'un ordinateur importé de Chine peut transiter et nécessiter des pièces fabriquées dans d'autres pays, sont plus longues. Or, dans les zones de confinement, les gens ne peuvent plus se rendre au travail, ce qui entraîne un choc de la production dans le*

[88] OCDE, « Rapport sur l'économie mondiale et la crise financière », 2020.

monde entier ainsi qu'une baisse de la consommation, sans parler des impacts sectoriels à venir, notamment dans le tourisme, puisque les Chinois représentent une part significative du tourisme mondial. La crise sanitaire peut y avoir des effets sectoriels, par exemple, sur l'industrie du médicament, parce qu'une large part de médicaments consommés dans le monde sont fabriqués en Chine.

La pandémie à coronavirus et la fin du monde

Les grippes indiquent les phases sombres de la mondialisation. La Covid-19 a été officiellement déclarée « pandémie » par l'Organisation mondiale de la santé. Au début de la pandémie, l'Europe est désignée comme son épicentre, après avoir longtemps hésité de déclarer la pandémie lorsqu'elle ravageait la Chine. Précédemment, les virus de grippe aviaire H5N1, H7N9 et H5N8 ont été attentivement surveillés par les autorités sanitaires mondiales qui craignaient leur potentiel pandémique lorsqu'ils se transmettaient de Chine vers le reste du monde[89]. La notion de « pandémie » permet de discerner, parmi l'ensemble des maladies qui affectent les vivants, celles qui constituent une menace pour l'humanité tout entière et celles qui peuvent faire l'objet d'une gestion plus locale. Il faut, en effet, distinguer l'épizootie qui affecte une espèce animale (non humaine), de l'épidémie qui affecte une population humaine à partir d'un foyer, et

[89] M. F. Ducatez *et alii*, "Influenza D. Virus in Cattle, France, 2011-2014", *Emerging Infectious Diseases*, vol. 21, nº 2, février 2015, DOI 10.3201/eid2102.141449, consulté le 15 février 2020.

de la pandémie qui affecte potentiellement l'humanité dans son ensemble.

Comment l'idée selon laquelle une maladie pourrait affecter l'humanité tout entière est-elle apparue et, à la limite, l'amener à disparaître de la planète ? Le virus de grippe aviaire H5N8[90], qui ravage les élevages du sud-ouest de la France, n'a pas suscité de crainte de pandémie, contrairement au virus H5N1[91] qui était apparu en 2006, dans les élevages de l'est de la France. Le virus de grippe H5N1, transmissible à l'homme, est en effet potentiellement pandémique alors que le virus H5N8 se développe seulement chez les oiseaux. Par conséquent, les abattages massifs de volailles sont considérés comme un problème moral et économique, et non un problème sanitaire et écologique.

Selon l'historien Mark Harrison[92], le terme *pan-demos* désignait, chez Platon, un amour pour les corps au hasard des rencontres, par distinction avec un amour céleste tourné vers les idées. C'est seulement au XVIIIe siècle, lorsque les Européens se sont installés durablement sur les autres continents, que le mot en est venu à désigner des épidémies comme la fièvre jaune, en Afrique ou aux Antilles. Il était alors lié à l'explication des maladies par le

---

[90] C'est le sous-type du virus de la grippe A qui fait référence aux types de deux antigènes présents à la surface du virus : l'hémagglutinine de type 5 et la neuraminidase de type 8.

[91] C'est le sous-type susceptible de provoquer une grippe aviaire transmissible à l'être humain.

[92] Pour une mise au point synthétique sur ces renouvellements historiographiques, et notamment sur la place qu'y occupe l'histoire de l'hôpital, voir Mark Harrison, « Introduction », in Mark Harrison, Margaret Jones et Helen Sweet (dir.), *From Western Medicine to Global Medicine. The Hospital Beyond the West*, Coll. « New Perspectives in South Asian History », Hyderabad, Orient BlackSwan, 2009, p. 132.

climat : *pan* désignait tous les éléments de l'environnement dont les mauvaises « influences » faisaient mourir des hommes peu acclimatés. Au XIXe siècle, deux maladies se diffusent à travers le monde, bouleversant les formes de gouvernement colonial que les Européens commençaient alors à mettre en place[93].

Le choléra affecte les villes en pleine expansion à travers les systèmes de circulation de l'eau, tandis que la peste se répand depuis les ports à travers les rongeurs transportés par les bateaux. Koch[94] isole la bactérie causant le choléra lors d'une expédition en Égypte en 1883 et Yersin, élève de Pasteur, découvre le bacille de la peste à Hong Kong en 1894.

La révolution bactériologique en Allemagne et en France permet d'espérer un contrôle des épidémies en éradiquant les foyers pathogènes par l'abattage des animaux infectés et par la vaccination de la population humaine et animale.

La pandémie de grippe espagnole, en 1918, déjoue cet espoir. D'abord, parce qu'elle n'est pas causée par une bactérie mais par ce qui sera identifié dans les années 1930 comme un virus. Impossible à l'époque de fabriquer des vaccins ou d'identifier un réservoir animal. Cela se

---

[93] Sur la question de l'articulation des approches monographiques d'un côté, et, de l'autre, processuelles à la Michel Foucault ou Frantz Fanon, voir Ernst Waltraud, « Beyond East and West. From the History of Colonial Medicine to a Social History of Medicine(s) in South Asia », *Social History of Medicine*, vol. 20 (3), 2007, p. 515.

[94] Robert Koch étudie les mathématiques, les sciences et la médecine à Göttingen. Diplômé en 1868, il commence sa carrière de médecin de campagne, et il s'intéresse à un domaine nouveau : la bactériologie. Il ne cesse de rechercher la cause des maladies mortelles. Il invente plusieurs manières de cultiver les micro-organismes. Il les isole, les colore, les observe, les manipule et les inocule à des hôtes sains.

produira bien plus tard, à partir des années 1950. Ensuite, parce que la grippe « espagnole » se répand si vite dans les corps fragilisés par la guerre qu'il s'avère difficile de lui assigner une origine géographique précise. On suppose, aujourd'hui, qu'elle a commencé aux États-Unis, et son qualificatif d'espagnole vient du fait que l'Espagne, pays neutre, déclarait tous ses cas, tandis que les autres pays occidentaux ne le faisaient pas [...] de peur de démoraliser les troupes. La pandémie de 1918 est le spectre qui va hanter le XXe siècle, accompagnant, comme sa face sombre, les avancées de la mondialisation. Lorsque les États-Unis entrent dans la Seconde Guerre mondiale en 1941, ils créent une commission sur la grippe qui accélère drastiquement les recherches sur le virus.

À partir des années 1970, les États-Unis lancent l'alerte, via l'Organisation mondiale de la santé, sur les maladies infectieuses qui émergent dans les pays du Sud et se diffusent rapidement vers ceux du Nord. C'est comme les fièvres hémorragiques Ebola ou Lassa venues d'Afrique centrale et occidentale. À la fin des années 1970, alors que le gouvernement américain se remet difficilement de la guerre du Vietnam, une épidémie de grippe tue un militaire à Fort Dix, et des vaccins sont commandés pour toute la population[95].

La campagne fut arrêtée lorsqu'on découvrit plus d'un millier de syndromes de Guillain-Barré, une dégénérescence nerveuse qui peut résulter de la vaccination.

La pandémie de sida dans les années 1980, dont les origines liées à des singes d'Afrique centrale sont

[95] D. Raoult, *Les nouveaux risques infectieux. Grippe aviaire, SRAS, et après ?* Éditions Lignes de Repères, Paris, 2005, p. 113

découvertes dix ans plus tard, renforce l'alerte, tout comme les foyers de grippe aviaire H5N1 en 1997, et de SRAS (infection respiratoire) en 2003, dans le sud de la Chine[96].

La pandémie est alors considérée comme un risque contre lequel doivent être mis en place de nouveaux dispositifs de sécurité qui reposent, notamment, sur l'anticipation à partir de la détection des premiers cas, les patients « zéro » et de la surveillance des populations sensibles, dites « sentinelles ».

L'OMS a pu ainsi couvrir, en 2009, une pandémie « en temps réel ». L'institution a même modifié sa définition du terme « pandémie » lorsque le virus de grippe *H1N1* s'est déplacé sur trois continents, en affirmant qu'il n'était plus nécessaire qu'un pathogène soit particulièrement virulent pour être considéré comme pandémique. La pandémie de grippe *H1N1*, de 2009, a ainsi fait moins de victimes que la grippe saisonnière. Mais la nouveauté, c'est aussi et surtout le sentiment d'une vulnérabilité partagée entre l'humanité et les espèces animales qui constituent les réservoirs de ces pathogènes. Certaines (domestiquées) deviennent malades de nos techniques d'élevage industriel, tandis que d'autres (sauvages) sont menacées d'extinction du fait des transformations que nous imposons à leur environnement. La pandémie renseigne du risque de disparition que court l'espèce humaine et que les autres animaux, alliés aux microbes qu'ils partagent avec nous, se vengent de mauvais traitements que nous leur imposons.

---

[96] P. Berche, *Faut-il encore avoir peur de la grippe ? : Histoire des pandémies*, Paris, Odile Jacob, 2012, p. 10.

Le recours à la médecine traditionnelle avec la décoction du *Kongo bololo*

La médecine traditionnelle est reconnue comme un des modes d'administration des soins de santé en RDC à travers les textes législatifs et réglementaires tels que la Constitution, la loi-cadre de santé et les arrêtés ministériels du ministre de la Santé publique. Le premier portant organisation de l'exercice de la profession de praticien de la médecine traditionnelle et le second portant création d'un Programme national de promotion de la médecine traditionnelle et des plantes médicinales (PNPMT-PM) ont l'une des missions d'intégrer la médecine traditionnelle dans le système national des soins de santé[97]. Aussi a-t-il suffi que les Africains de la diaspora constatent que la Covid-19 ne guérissait pas après recours aux soins modernes pour qu'ils perçoivent que cette pandémie s'apparente à certaines « maladies » traitées par la médecine traditionnelle à travers ses pratiques. Ils sont parvenus à vaincre et à créer un engouement chez les Kinois afin de recourir aux plantes pour lutter contre le coronavirus. D'où l'usage de la décoction du *Kongo bololo*[98]. Des spécialistes biomédecins ne présentent que les modes de transmission et la dangerosité de la Covid-19. Or, les Africains croient que la Covid-19 est une punition de Dieu et/ou des ancêtres contre les humains. Le recours à la médication traditionnelle serait la solution.

---

[97] J. Ipara, *art. cit.*, p. 176.

[98] De son nom scientifique *Vernonia amygdalina,* cette plante, soutiennent ses consommateurs, est au cœur de très nombreux usages médicaux.

À la suite de la proclamation de l'état d'urgence et face au durcissement des consignes de prévention, plusieurs vendeurs ambulants de « Kongo bololo » ont inondé les rues de Kinshasa, vantant ses vertus médicinales dans le traitement du coronavirus.

Au Kongo central, on utilise une décoction de feuilles broyées de *Kongo bololo* pour traiter les infections hépatiques et les vers intestinaux. Les feuilles écrasées sont utilisées contre les infections de la peau comme la gale. À Kinshasa, très souvent, il sert de traitement contre la malaria. D'où les feuilles de *Kongo bololo* ont connu une hausse vertigineuse de son prix sur le marché. Une botte de feuilles fraîches qui se vendait à 200 francs congolais coûte entre 1 000 et 2 000 francs congolais (FC). Aux dires des Kinois, cette plante booste le système immunitaire contre le coronavirus au même rang que la chloroquine. En attendant la mise sur pied d'un vaccin, les Africains recourent à la nature pour en venir à bout de leur souffrance.

En dépit du fait que l'Organisation mondiale de la santé n'approuve pas jusque-là un quelconque traitement naturel ou traditionnel et qu'elle exhorte simplement les individus à appliquer les règles basiques d'hygiène : celles de se laver les mains pendant 20 secondes, d'appliquer le gel hydro-alcoolique sur les mains, de boire beaucoup d'eau et de rester à la maison pour éviter la propagation. Par ailleurs, la prudence qu'appelle le risque de surinterprétation doit aussi être appliquée à l'usage fait de la notion de guérison.

Pour les anthropologues de la santé, comme pour ceux de la religion, ce concept de *Kongo bololo* ne peut se référer qu'à l'efficacité thérapeutique objective. Le rôle des sciences sociales est de l'aborder, avant tout, comme guérison ressentie et interprétée, puis comme un construit socioculturel élaboré par le malade lui-même et par les membres de son entourage.

Comment alors parvenir à valoriser la connaissance et les ressources naturelles disponibles pour la santé et le bien-être de la population ? C'est à cette tâche que devraient s'atteler les scientifiques congolais en cette période de recherche effrénée de vaccin contre le coronavirus au lieu de se mettre à dissuader les patients et la population qui paraissent être abandonnés suite à l'incapacité de la biomédecine de leur livrer une panacée contre la Covid-19.

Enfin, la médecine traditionnelle africaine est une composante des soins de santé primaires tels qu'annoncés à Alma-Ata en 1978 par l'OMS, lors de sa conférence générale sur les soins de santé primaires. Dans cette perspective, il est opportun d'inventorier les plantes médicinales existantes au monde et de mener des expériences pour leur administration aux malades dans le respect des normes scientifiques. L'Institut de recherche en sciences de la santé (IRSS) devra être mis à contribution à cette tâche en vue de constituer une banque de données qui pourrait être exploitée actuellement par les générations futures. En d'autres termes, la crise du coronavirus devient, pour les institutions scientifiques, une occasion à saisir pour changer le mode de vie et pour prédire le futur.

La maladie étant avant tout un phénomène socioculturel, elle ne peut se comprendre comme une expression d'adaptation de l'être humain que dans un milieu qui lui est agressif. Ainsi, chaque culture essaie d'y faire face sous forme d'organisation sociale qualifiée de système de santé.

Dans les civilisations africaines, par exemple, la conception de la maladie repose sur des fondements coutumiers largement partagés par la médecine traditionnelle.

Chapitre VI. DU RAPPORT MÉDECINE TRADITIONNELLE ET MÉDECINE MODERNE[99]

Ce chapitre met en exergue la complicité, mieux la complémentarité qui doit se faire entre la médecine traditionnelle et la médecine conventionnelle à partir de ce qu'elles sont capables de produire ensemble afin de se mettre au service de la communauté. Aussi devient-il essentiel pour l'anthropologie de mieux cerner les contours épistémologiques de ces médecines et d'évaluer les écueils que génèrerait pareil rapprochement au profit des réels bénéfices attendus de cette complicité. Aujourd'hui, dans beaucoup de pays à travers le monde, la médecine traditionnelle (MTRA) est de plus en plus perçue à la fois comme un mode principal de prestation de soins de santé et, bien plus, comme un complément de rêve à cette dernière. C'est ainsi que la médecine dite traditionnelle connaît un essor ainsi qu'en témoigne la résolution WHA62.13 de l'Assemblée mondiale de la santé sur la médecine traditionnelle, résolution adoptée en 2009 et qui avait enjoint le Directeur général de l'OMS d'actualiser les stratégies au profit de cette médecine pour 2002-2005. Ceci s'explique au regard des progrès accomplis par les différents pays qui y recourent. C'est dans ce cadre que des choses sont réévaluées, en 2014-2023, les stratégies arrêtées pour 2002-2005 afin de se

[99] Depuis une dizaine d'années, mes travaux sur le terrain à Kinshasa – en ce qu'ils visent la recherche d'un système de santé où chacun aura la possibilité d'accéder aux soins de santé les plus adaptés – à penser une collaboration entre le personnel de santé et tradipraticiens. La présente réflexion envisage cette possibilité en proposant une démarche qui reflète la réalité du terrain.

constituer en point de départ dans la définition de la ligne d'action de celle-ci pour la prochaine décennie.

Actuellement, de nombreux pays reconnaissent la nécessité d'adopter une approche cohésive et intégrative des soins de santé. Cela permet aux pouvoirs publics, aux professionnels de santé et à tous ceux qui recourent aux services de santé d'avoir accès à une MTRA qui soit sûre, respectueuse et efficace. La mise sur pied de la stratégie mondiale de santé qui met au-devant les acquis de cette médecine a favorisé son intégration, sa réglementation ainsi qu'une supervision adéquate pour les pays qui ont à cœur l'instauration d'une politique active par rapport à elle. Cette médecine se caractérise le plus souvent par le dynamisme et l'ardeur expansive dans la distribution des soins aux patients.

Au cours de la colonisation de l'Afrique, les capacités thérapeutiques de sa médecine traditionnelle ainsi que ses pratiques au quotidien ont fini par anathématiser ses acteurs qui furent traqués par les colons et leurs suppôts au motif qu'elle était archaïque. Ce qui a découragé de plus en plus ses adeptes (guérisseurs et affidés). Avec le temps, celle-ci s'est refait progressivement une certaine santé, parce qu'à la *décolonisation* de l'Afrique, elle a recouvré petit à petit sa dignité ternie en adoptant de nouveaux contours. D'aucuns en appellent une redéfinition aux termes de la stratégie 2014-2023 de l'Organisation mondiale de la santé (OMS). À ce jour, s'il existe un thème en anthropologie de la biomédecine qui suscite des débats passionnés, voire passionnels, c'est bien celui de la médecine traditionnelle. La liste de ses appellations n'est pas exhaustive pour faire état de ces pratiques qui sont, peu ou prou, bien éloignées de la pratique médicale dite scientifique, moderne ou occidentale.

Or, réfléchir aux liens entre ces deux *médecines* ou plus exactement sur leur possibilité de se tenir la main dans la main dans l'intérêt des populations qu'elles sont appelées à servir, c'est se questionner en partie sur leurs risques, leurs contraintes et les conditions de leur réalisation parfaite. Malheureusement, à l'orée même de cette collaboration tant souhaitée, on relève un certain nombre d'écueils dont certains transparaissent à l'œil nu, notamment, les difficultés d'ordre structurel portant sur la posture que pourrait adopter cette médecine non conventionnelle dans sa façon de conceptualiser et de procéder à la redéfinition de ses problèmes de santé, de la maladie, de la guérison et du concept même de soin.

Quant aux aspects conjoncturels de la médecine traditionnelle, ils sont liés aux transformations de la société, mais aussi au nouveau rôle que doivent endosser désormais les tradipraticiens dans l'alignement de nouveaux *acteurs* qui sont partie prenante dans son champ et de la thérapeutique dans l'élaboration et dans la production de nouveaux savoirs médicaux.

Dans un cas comme dans l'autre, la question est de déterminer les conditions à partir desquelles la tradipratique africaine peut s'ériger en tant que pratique de soins au même titre que la biomédecine dans l'amélioration de la santé de ses usagers en Afrique. Compte tenu du fait qu'il existe de nouveaux axes de réflexion pour appréhender une telle réalité, retenons-en trois. Nous dressons d'entrée de jeu une rapide relecture de la médecine traditionnelle au regard de la stratégie de 2014-2023 de l'OMS. Nous nous attarderons ensuite sur les différents travers que ne cesse de générer cette médecine dans sa cohabitation avec celle dite « moderne ». Enfin, nous essayerons de nous interroger sur les enjeux anthropologiques de la collaboration entre les deux. Pour y parvenir, nous avons pensé, à travers le tableau comparatif ci-après, établir la différence entre les deux systèmes de soins au départ de leur ontologie.

Tableau n° 2. Comparaison entre la médecine traditionnelle et la médecine conventionnelle

	Médecine traditionnelle	*Médecine allopathique ou moderne*
Origine	Depuis la nuit des temps, l'homme fait face aux maladies en créant un ensemble de procédures spécifiques à sa culture et sa société.	Elle se développe à partir du XIXe siècle et prend son envol au siècle suivant.
Fondement	Elle est basée sur un faisceau de connaissances populaires accumulées au cours de l'histoire.	Elle est basée sur des preuves scientifiques.
Méthodes de traitement	Très variées : herbes médicinales, manipulations, méthodes spirituelles…	Centrées surtout sur la technologie, le médicament et la chirurgie.
Approche	Holistique : corps et âme, prévention et intégration à la	Fragmentaire : le corps, l'âme, l'homme social et

	culture, à la famille et au groupe social.	culturel sont dissociés. Le corps est fragmenté en organes.
Rapport praticien-malade	La relation est bonne, car le malade est considéré comme un être qui souffre et qui fait souffrir son corps social.	Impersonnel, car le médecin s'intéresse surtout aux symptômes, aux signes, aux examens biologiques et radiologiques et non à la personne.
Soins	S'exécutent à travers des rites qui suivent les étapes de la vie.	Sporadiques, pendant la crise ou la maladie.
Accès	Facile, les tradipraticiens sont répartis sur tout le territoire national.	Difficile, les médecins sont concentrés dans les villes.
Acceptation	Dans presque toutes les couches de la population.	Il existe certaines réticences de la population à adopter certains soins (vaccination, médicaments).
Couverture	Presque tout le pays.	Limitée.
Coût	En espèce ou en nature, les coûts des consultations et thérapeutiques sont souvent à la portée de tous.	Souvent prohibitif pour les plus démunis.

Distance culturelle	Insérée dans la culture des peuples.	Quelques fois éloignée.

Source : Williams, C. C., N. Baumslag, D. B. Jelliffe, *Mother and Child Health: Delivering the Services Publisher*, Oxford University Press, USA, 1994.

La différence entre ces deux médecines présente autant d'atouts qui doivent les pousser vers une complémentarité en développant des synergies au bénéfice des populations en ayant présent à l'esprit les différents risques liés à certaines pratiques dangereuses ou à la méconnaissance des produits employés.

La médecine traditionnelle face à la stratégie 2014-2023 de l'OMS

Les investigations anthropologiques, portant sur l'appropriation matérielle symbolique et numineuse de la médecine traditionnelle africaine à travers son système de gestion de la santé et des maladies, ont favorisé des études sur les relations entre santé, société et environnement. La médecine traditionnelle africaine a constitué progressivement un domaine de recherche privilégié et, plus particulièrement, dans sa représentation de la maladie et dans la portée de ses conceptions étiologiques.

Selon Desclaux, la culture « donne sa forme à l'expression des troubles et souvent aux symptômes qui régissent la communication entre patient et soignant ; détermine le sens donné à l'épisode pathologique et son traitement ; régit les conséquences pour le patient et son entourage ; s'inscrit dans l'intimité des corps et détermine l'efficacité de l'intervention médicale[100] ». Ainsi, la conception de la maladie en médecine traditionnelle africaine est différente de celle qui est en vogue en médecine occidentale.

En effet, dans la socioculture africaine, la maladie est vécue comme un déséquilibre de la personne en tant qu'individu, mais surtout en tant qu'être social vivant au sein d'une communauté qui fonctionne au rythme de la coutume.

De cette conception découle une médecine traditionnelle africaine qui « soigne » non seulement le corps et l'esprit, mais aussi des conflits relationnels. Cette médecine fait partie intégrante de l'organisation sociale et politique de l'Afrique[101]. Ainsi, les médecins qui exercent en Afrique sont, pour une très large majorité, d'obédience scientifique, occidentale et sont issus d'une culture qui se situe aux antipodes de la culture négro-africaine. Ils sont confrontés aux conséquences bénéfiques et/ou néfastes de la pratique de la médecine africaine. De ce point de vue, l'idéal aurait été que la stratégie de l'OMS pour 2014-2023[102] participe d'une vision plus large qui favorise les arcades de la cosmovision africaine en vue de l'amélioration de la santé des patients. Bien plus, cette stratégie ne s'est contentée qu'à favoriser un usage sûr et efficace de la médecine traditionnelle africaine (MTRA) au

---

100 A. Desclaux, « À propos de "pratique médicale et identité culturelle", un rapport de l'Ordre des Médecins », in *Bulletin Amades*, 2009. Disponible sur : http://amades.revues.org/291, consulté le 16 mai 2020.

101 D. Fassin, *L'Espace politique de la santé. Essai de généalogie*, Coll. « Sociologie d'aujourd'hui », PUF, 1996, p. 3.

102 OMS, « Stratégie pharmaceutique de l'OMS 2004-2007 ». Genève, Organisation mondiale de la santé, 2004.

moyen d'une réglementation des produits sur les pratiques et sur les praticiens. Ce sont là des buts qui ne pourraient être atteints que si les États membres réussissent les deux objectifs stratégiques suivants :

- consolider la base de connaissances et formuler des politiques nationales ;
- renforcer la sécurité, la qualité et l'efficacité par la réglementation afin de promouvoir une couverture sanitaire universelle qui intègre les services de la médecine traditionnelle africaine ainsi que l'auto-prise en charge sanitaire dans le système de santé à l'échelle de la nation. Quand bien même la stratégie de l'OMS serait avantageuse, s'agissant de l'amélioration de la qualité des offres de soin dans la médecine traditionnelle, et ce, en termes du programme d'intégration des médecines traditionnelles soutenu par l'Union africaine (UA) depuis 2001 ainsi que par l'Organisation mondiale de la santé (OMS) en 2013, il y aura toujours un problème de collaboration.

Tel qu'on s'en rend compte, cette façon de procéder participe au renforcement des capacités des acteurs de la médecine traditionnelle africaine dans la préparation, le conditionnement et la standardisation des remèdes traditionnels améliorés selon les normes pharmaceutiques avant leur mise à la disposition du public. Or, il appert que cette modernisation ne concerne qu'une frange des médecines traditionnelles parce qu'il existe certaines pratiques telles que les rites, les bains qui ne sont pas modernisables au sens occidental et/ou de l'OMS.

Dès lors, il se trouve que la médecine traditionnelle, en tant que système médical, reste à reconstituer non seulement à partir des connaissances, des usages, des mesures et des pratiques explicables, mais aussi et surtout sur la base des pratiques socioculturelles ou religieuses qui s'appuient sur l'expérience quotidienne pour diagnostiquer, guérir ou pour prévenir les déséquilibres physique, social ou spirituel.

Dans l'entre-temps, on constate que la médecine conventionnelle se trouve impliquée, au premier chef, par les maux biophysiques qui écartent de ses préoccupations tout le mal-être global qui estime que le diagnostic posé est purement objectif et la maladie objectivée. Pourtant, le mal dont souffre l'Africain, pris en tant que tel dans sa totalité, déborde le simple cadre des affections localisables dans tel ou tel organe du corps qu'à une logique instrumentale ou fonctionnelle du corps. La médecine occidentale se veut scientifique. Sa conception de la maladie et des médicaments s'appuie sur des fondements rationnels, objectifs et expérimentaux. Pour elles, la maladie est perçue comme étant la présence des micro-organismes pathogènes dans le corps. Les médicaments sont des molécules extraites et isolées des espèces végétales, minérales et animales dont le conditionnement est tributaire du décorum pharmaceutique.

La coexistence de ces deux visions de la maladie et de la médecine propose deux scénarios qui insinuent rupture et continuité. Rupture lorsque la nature des éléments constitutifs de l'un et de l'autre laisse la place à une complémentarité pacifique. Continuité, lorsqu'on observe les résultats en processus de modernisation aboutissant actuellement aux médicaments traditionnels améliorés, etc. Pour faire droit à ces deux logiques, on a cherché à savoir si les efforts de l'intégration/modernisation de la médecine traditionnelle africaine ne vont pas aboutir à sa réduction à la pharmacopée. L'hypothèse qui sous-tend cette interrogation part du constat selon lequel les efforts de modernisation de la médecine traditionnelle africaine conduisent à sa *biomédicalisation*[103], c'est-à-dire à sa transformation en une copie de la biomédecine dans ses dimensions pharmaceutiques, hospitalières et cliniques. Pour vérifier cette hypothèse, on a recouru à la recherche de terrain[104].

Lorsque le tradipraticien explique le comment d'une maladie en termes de causes naturelles, il se situe dans une perspective biomédicale. De ce fait, on ne peut comprendre la portée et la pertinence de son diagnostic que par rapport à ses connaissances et aux contraintes de la technologie endogène. La conséquence est telle que les esprits acquis au raisonnement expérimental et à l'outil statistique ont admis qu'une recherche proprement scientifique, en médecine tout court, pourrait se reconnaître à la démonstration d'une implication nécessaire entre un fait ou un processus biomédical identifié dans un contexte donné et des faits socioculturels spécifiques, contemporains ou passés, simples ou associés qui caractérisent ce contexte.

Focalisées sur une cible biologique, les études pluridisciplinaires deviennent anthropologiques dans la mesure où l'explication d'un fait biomédical du

---

[103] Aux dires de la sociologue Adèle Clarke, la biomédicalisation consiste en une intensification de la « médicalisation de la vie » qui se révèle dans une extension continue des compétences de la médecine, surtout à partir des années 1980. Cf. Laurence Monnaies, *Médecine(s) et santé. Une petite histoire globale XIX*e *et XX*e *siècles*, Éd. Presses de l'Université de Montréal, 2016 : « Conditions d'utilisation » : http://www.openedition.org/6540

[104] J. Ipara, « Les contraintes à l'exercice de la médecine traditionnelle à Kinshasa », in *Médecine d'Afrique noire*, n° 2, T(51), 2004, p. 12.

tradipraticien est postulée comme transitant nécessairement par des déterminants socioculturels. Cette implication nécessaire du socioculturel et du biomédical est le trait qui permet de distinguer une incidence sans équivoque du système médical négro-africain sur la médecine dite moderne.

De ce point de vue, l'approche anthropologique sur la maladie et la santé en Afrique est celle qui sera fondée parfois, à l'insu de leurs inspirateurs, sur un ensemble de pratiques ou de représentations traditionnelles ou néo-traditionnelles du corps et de la maladie et des savoirs populaires. La parasitologie[105] constitue paradoxalement, à cet égard, un exemple d'une thématique justiciable d'approches distinctes, d'abord médicales (médecine moderne) par l'étude de réinfestation, par exemple, ensuite anthropologiques (médecine traditionnelle) par l'étude des conceptions locales de la propreté, de la souillure (détermination dans certains villages de l'aire de défécation en tant que solution locale apportée par les paysans aux problèmes d'assainissements du milieu) ou des pratiques alimentaires en tant que différentes de l'hygiénisme médical.

Les insuffisances de la médecine traditionnelle dans ses rapports avec la médecine occidentale

Au cours des années 1970 jusqu'au tout début des années 1980, la majeure partie des États africains ont mis en place des politiques de promotion des thérapeutiques traditionnelles sous l'impulsion de différentes

[105] L. Vidal, « Le lien. De connaissances en pratiques, évaluer les risques du sida », *in* J.-P. Dozon & D. Fassin (éds), *Critique de la santé publique. Une approche anthropologique*, Paris, Balland, 2001, p. 55.

organisations internationales dont l'Organisation mondiale de la santé (OMS), l'Union africaine (UA), le Conseil africain et malgache pour l'enseignement supérieur (CAMES)[106]. Ces politiques ont reposé toutes sur un postulat commun, celui de l'efficacité biologique des traitements traditionnels et leur intégration dans les stratégies sanitaires nationales. De nombreuses recommandations officielles ont ainsi mis de l'eau au moulin des tradipraticiens en vue de la mutation de certaines de leurs pratiques qui devraient aboutir à une identification botanique rigoureuse, à un dosage précis, à une meilleure hygiène, à une mise au point de formes galéniques ainsi qu'à un conditionnement digne de leurs recettes. La liste n'est pas exhaustive.

C'est plus au niveau de la volonté d'attester la pertinence du postulat initial posé par rapport à ces produits autour de leur quête de légitimation dans le registre de la science que se traduit, pour certains d'entre eux, ce souci pour une mise en œuvre d'évaluation des effets thérapeutiques par des protocoles expérimentaux[107]. C'est ainsi qu'au cours de la décennie 90, le succès des médicaments traditionnels améliorés s'est accru et leur offre s'est développée en marge des initiatives publiques de promotion des médecines traditionnelles.

Depuis lors, pas mal de travaux d'anthropologues n'ont cessé de signaler leur présence en différents pays du

[106] J.-P. Bado., *Médecine coloniale et grandes endémies en Afrique*, Karthala, Paris, 1996, p. 173.

[107] J.-P. Dozon, « Ce que valoriser la médecine traditionnelle veut dire », in *Cahiers ORSTOM*, série « Sciences humaines », vol. 28, n° 1, Paris, ORSTOM, 1992, p. 24.

continent, en particulier dans les traitements du sida[108]. L'histoire de ces traitements présente des similitudes avec celle des médicaments du marché informel qui émergent au cours des années 1960 et dont la recrudescence explose véritablement au cours des années 1980 et 1990. Les médecines traditionnelles africaines, comme les médicaments du marché informel, prospèrent en particulier à l'intérieur du secteur privé en plein essor au cours des décennies 70, 80 et 90 au sein du système de santé en Afrique[109].

Aujourd'hui, les médecines traditionnelles circulent dans l'ensemble des *chaînes du médicament*. Une telle approche « est utilisée et promue par des sections, des divisions ou des services des médecines traditionnelles des ministères de la Santé des États membres de l'OMS pour la région africaine et dans lesquels les médicaments commercialisés en pharmacie, c'est-à-dire en *chaîne capitaliste régulée,* sont donc proposés dans certaines organisations non gouvernementales (ONG), en particulier, à l'intérieur du système confessionnel *chaîne humanitaire,* vendus au domicile du tradipraticien, dans des boutiques spécialisées, dans les supermarchés, aux marchés ou dans la rue »[110]. Ces nouveaux traitements s'inspirent de la culture matérielle du médicament

[108] A. Epelboin, « Médecine traditionnelle et coopération internationale », *Bulletin Amades, 2002,* consulté le 10 mai 2020.
[109] ONUSIDA, « Des remèdes ancestraux pour une maladie nouvelle : l'intégration des guérisseurs traditionnels à la lutte contre le sida accroît l'accès aux soins et à la prévention en Afrique de l'Est », in Collection « Meilleures pratiques de l'ONUSIDA », février 2003.
[110] C. Baxerres, « Du médicament informel au médicament libéralisé. Les offres et les usages du médicament pharmaceutique industriel à Cotonou (Bénin) », EHESS, Université d'Abomey-Calavi, thèse de doctorat en anthropologie sociale, 2010, p. 36.

pharmaceutique qui a trouvé un contexte favorable à son développement grâce à la marchandisation des produits de santé.

Vers une médecine tradi-moderne ou la modernisation d'une médecine africaine traditionnelle

La médecine tradi-moderne est comprise dans le contexte de cette étude comme cette médecine qui, souvent par complexe d'infériorité (irrationalité, opportunisme ou désir d'attirer la clientèle), se croit obligée de s'adapter à la nouvelle donne sociale en s'adonnant à une espèce de syncrétisme qui mélange des éléments hétéroclites. Ce qui caractérise cette nouvelle médecine, c'est sa fascination pour le modèle occidental, son mimétisme vis-à-vis de la médecine hospitalière, son fort taux d'acculturation et sa nature syncrétique.

En s'alignant donc sur cette approche, quel sera dans l'avenir le sort de la tradipratique africaine dans les contours de la biomédecine ? S'érigera-t-elle au rang de médecine complémentaire ou à celui de médecine subordonnée ou de la médecine de seconde zone ? Pareille inquiétude se justifie, particulièrement en milieu urbain où, depuis la colonisation, une part trop belle est faite à la biomédecine qui, du haut de sa superbe scientificité, n'entend guère partager l'espace des soins avec des pratiques dont l'acquisition n'est pas assujettie à la fréquentation d'un cursus universitaire aux connaissances objectivement établies.

Les stratégies de l'OMS (2002-2005 et 2013-2023) soulèvent les mêmes inquiétudes et soulignent une tentative de réduction de la médecine africaine à la pharmacopée et, à ce titre, elle constitue une machine de

« biomédicalisation ». Il semble en effet qu'une telle approche se situerait à mille lieues aussi bien de la définition que de la politique de la MTR qui préconise l'utilisation, « au mieux, de ce qu'elle recèle de valable en ressources, en pratiques et en recettes médicamenteuses... »[111]. C'est aussi le lieu d'évoquer la facilité déconcertante avec laquelle les tradipraticiens introduisent dans leur pharmacopée des plantes réputées d'origine étrangère telles que l'Eucalyptus, *Niaouli* ou *Neem*. Comment ne pas évoquer, dans le contexte comme celui-ci, l'adaptation de pratiques relevant de croyances polythéistes aux concepts des religions révélées monothéistes ?

Pour Lemaitre, le risque le plus grave de cette approche se situe au niveau de la délocalisation de la médecine traditionnelle comme cela qui s'observe déjà avec l'existence d'un bon paquet de brevets sur la biodiversité africaine, brevets appartenant à des multinationales et à des personnes privées américaines, européennes et asiatiques et qui constituent un véritable acte de dépossession des droits de jouissance des richesses de leur milieu de vie[112]... Mais ce qui importe de savoir, c'est de déterminer si la médecine traditionnelle et la biomédecine peuvent collaborer et dans quelle proportion.

La médecine traditionnelle africaine et biomédecine : possible harmonisation ?

---

[111] J. Ipara, *art. cit.*, p. 176.

[112] Y. Lemaitre, « Savoirs et pouvoirs dans la médecine traditionnelle à Tahiti », in IIIe Congrès international de médecine traditionnelle, Mexico, 1995.

La politique nationale de la médecine traditionnelle de la République démocratique du Congo préconise une intégration et une collaboration de la médecine traditionnelle africaine au sein du système de santé officiel[113]. Mais toute intégration suppose une matrice d'absorption des éléments venus d'ailleurs, un moule uniformisateur de corps de valeurs à fondre ensemble pour constituer une totalité solidaire. Au bout du compte, l'intégration conduit, soit au gommage de la diversité, soit encore à l'érection d'un noyau régulateur ou d'un pivot centripète des particularités périphériques.

Quant à la collaboration, elle implique un travail d'ensemble afin de résoudre les problèmes de santé des populations. De ce point de vue, la collaboration suppose une relation symétrique. Mais en réalité, la collaboration officielle souhaitée entre médecine conventionnelle et médecine traditionnelle africaine semble suivre le schéma d'une pyramide renversée dans laquelle la médecine officielle, qui ne dessert que 20 % d'usagers, semble régenter celle qui est sollicitée jusqu'à 80 % de la population.

Selon un fameux principe du marxisme, les valeurs dominantes étant les valeurs de la classe dominante, la médecine dominante est, par voie de conséquence, celle de la classe au pouvoir, c'est en l'occurrence, la biomédecine. D'où un véritable paradoxe pour la médecine traditionnelle africaine qui, avec ses 80 % d'usagers, reste dominée aussi bien sur le plan du statut

---

[113] Voir à ce sujet l'Arrêté ministériel n° 125/CABMIN/S/AJ/12/2002 du 6/11/2002 portant création et organisation d'un Programme national de promotion de la médecine traditionnelle et des Plantes médicinales (PNPMT/PM).

officiel que sur celui des infrastructures publiques et des moyens financiers.

À titre illustratif, on peut noter le recours massif de la population de Kinshasa à la consommation de *Vernonia amygdalina Kongo bololo* quelques jours après le 8 mars 2020, période de la découverte du premier cas de Covid-19. Cette façon de se prémunir contre cette pandémie offusque et alerte des autorités sanitaires qui pensent que mâcher des feuilles ou boire des infusions de *Vernonia* ne protège, ni ne guérit de la Covid-19.

Par ailleurs, certains tradipraticiens qui sont entraînés par le courant de l'évolution ont semblé s'engager dans la voie de la modernité en recourant aux présentations modernes (*Kongo bololo* en comprimés) même en ignorant les conséquences, quelquefois néfastes, qui peuvent découler de ces médicaments. C'est ce qui justifie la nécessité d'un travail de concertation et de collaboration entre pharmaciens et tradipraticiens dans la reformulation des recettes médicamenteuses traditionnelles. Car en recourant aux formes de conception moderne, dans la présentation de leurs recettes, les tradipraticiens cherchent à résoudre un problème : celui posé par la récolte des matières premières nécessaires à la préparation de leurs recettes ainsi qu'à celui de la réponse à la demande d'une clientèle de plus en plus importante et plus exigeante. Toutefois, la solution à ces problèmes en engendre d'autres qui ne sont pas perceptibles par le tradipraticien. Certes, la forme moderne de préparation constitue une forme élégante avec un certain nombre d'avantages tels que :

- la facilité de manipulation ;
- la bonne conservation ;
- une administration aisée ;

- le problème récurrent de dosage.

En effet, ces différentes formes de préparation peuvent s'avérer parfois peu efficaces et même inopérantes suite à une érosion importante d'une forme solide trop friable, ou à l'opposé, à cause d'un manque de dislocation ou de fusibilité dans l'estomac ou dans l'ampoule rectale d'un bloc trop compact[114]. Voilà pourquoi, l'intérêt de chercher à savoir si réellement ces formes pharmaceutiques nouvelles obtenues selon une technique propre au tradipraticien qui fait intervenir des ingrédients locaux à comportement imprévisible, dosés souvent à vue, sans intervention technoscientifique, peuvent permettre l'obtention d'une réponse thérapeutique appropriée.

Cette tendance au recours à des formes solides et attrayantes de présentation moderne s'amplifiera certes. Et c'est aux pharmaciens qu'il revient de s'y intéresser non pas pour faire comme le tradipraticien, mais plutôt pour mettre leur savoir au service de la médecine traditionnelle en vue d'un meilleur profit pour les populations : ceci, pour aider le tradipraticien à résoudre les problèmes liés à la préparation des médicaments traditionnels, notamment dans :

- le manque de reproductibilité dans le poids,
- le manque de résistance et,
- au niveau de la stabilité chimique et/ou physique.

On peut aussi mettre à profit d'énormes progrès réalisés dans le domaine de l'analyse des dérivés d'origine naturelle pour résoudre, avec succès, le problème de la standardisation des extraits ainsi que des

---

114 Remed, « Comment développer la production des médicaments traditionnels ? », in *Journée scientifique* organisée par la faculté de pharmacie, Université de Paris V, mardi 12 novembre 2002 avec l'appui du ministère des Affaires étrangères.

formules pharmaceutiques contenant ces extraits. Le monde évolue et ne saurait reculer. Aussi, le médicament traditionnel doit-il suivre cette évolution. Il doit sortir du cadre restreint du village pour devenir le médicament de la région, du pays, le médicament de l'Afrique et pourquoi pas le médicament du monde. Pour ce faire, il doit subir des transformations quant à la présentation, de façon à lui conférer des qualités physiques et chimiques assurant sa bonne conservation tout en préservant les propriétés pharmacologiques.

L'observation lucide de la médecine traditionnelle telle qu'elle est pratiquée et organisée de nos jours révèle tout simplement qu'elle n'a jamais été, comme on a tendance à le croire, une médecine ésotérique figée dans le temps et dans l'espace, mais qu'elle reste ouverte et dynamique.

Actuellement, sous l'influence principale des facteurs démographiques qui ont contribué à alourdir le travail du tradipraticien (nombreuses consultations, besoins de plus en plus élevés en plantes), la fonction de ce dernier a « éclaté » en diverses professions. Cette fonction qui, au début, regroupait à la fois celle de pharmacien (recherche des produits de base et élaboration des thérapies) et celles de médecin (consultation et prescription de médication), est en train de susciter de nouvelles spécialisations telles que celle d'herboriste qui prend de plus en plus de l'ampleur. Une telle évolution doit être prise en compte par les États, pour ne pas dire assistée, dans le cadre d'une cohabitation de la médecine traditionnelle avec la médecine moderne. La sécurisation optimale de sa pratique est à ce prix d'autant plus que les statistiques officielles font état d'un taux de 80 % des populations ayant recours à la médecine traditionnelle. Il importe de signaler également que l'automédication en médecine traditionnelle constitue une menace redoutable quant à ses effets sur la santé de la population[115].

Pour le concept d'intégration, il mérite d'être clarifié pour la simple raison qu'il constitue le slogan d'autorité du gouvernant concernant la promotion de la tradipratique depuis la conférence générale de l'OMS d'Alma-Ata en 1978. En effet, toute médecine est généralement connue comme un système de soins propre à un peuple et à une culture, car les systèmes thérapeutiques sont construits en conformité avec les caractéristiques culturelles de ces groupes. Autrement dit, chaque peuple a une façon de comprendre la santé et la maladie, et dispose également des moyens lui permettant de faire face à ses problèmes de santé. De la même façon, dans la société occidentale, la science et la technologie biomédicales sont le résultat de la recherche des solutions aux problèmes de santé se posant à l'intérieur de cette société. Si la médecine traditionnelle africaine a pour compétence de soigner les maladies reconnues et répertoriées dans le système médical des sociétés négro-africaines, il convient de rappeler qu'autant que la culture, aucune médecine ne peut être jugée bonne ou mauvaise.

Par ailleurs, la valeur de la médecine traditionnelle ou celle dite conventionnelle dépend de son efficacité à résoudre les problèmes de santé, particulièrement en cette période de Covid-19, une pandémie qui paraît indomptable et qui ne cesse d'alimenter d'un côté les débats tant sur son origine que sur son mode de

---

[115] J. Ipara, La médecine traditionnelle en RD Congo : Une étude anthropologique du système de santé à Kinshasa. Mémoire de DEA en anthropologie médicale, FALSH, Université de Yaoundé I, Cameroun, 2008 (167).

traitement. D'un autre côté, des voix assurent que contrairement aux « avertissements », « menaces » et « souhaits » de l'OMS, l'Afrique ne sera pas décimée par la Covid-19. Elles fondent leur point de vue sur la survie des Noirs à plusieurs épidémies antérieures et la protection ancestrale. Un des arguments, c'est l'endurance acquise par le négroïde en général et le Congolais en particulier, au fil de l'histoire et du fait des conditions de vies difficiles dans lesquelles il se développe. La référence est ici faite aux agressions[116] endurées par la *race noire*. Enfin, le troisième facteur tient de certaines hypothèses sur l'environnement du virus, notamment, celle sur sa vulnérabilité à la chaleur. L'Afrique aux températures élevées s'est ainsi crue hors de portée. De manière globale, deux principales théories émergent : la théorie culturaliste et le paradigme psychométrique.

En effet, *le* comportement d'un individu vis-à-vis du risque dépend de la perception qu'il a de ce risque. Selon l'approche culturaliste, les opinions et les comportements des agents économiques face à un risque donné ne dépendent pas seulement du niveau de compétence technique de chacun, ce qui les limiterait à une opposition entre experts et profanes, mais ils dépendent aussi des valeurs de chacun et de la culture à laquelle il adhère. C'est ce que Peretti-Watel appelle le biais culturel[117].

---

116 L'esclavage arabe, la traite négrière, la colonisation et le néocolonialisme.

117 P. Peretti-Watel, « Sociologie du risque et crises sanitaires : un éclairage sur la pandémie du coronavirus ». Propos recueillis le 27 mars 2020 par Anne Châteauneuf-Malclès pour SES-ENS. Entretien publié le 4 avril 2020 : http://ses.ens-lyon.fr/articles/sociologiedu-

Ainsi, le comportement face au risque n'a rien de scientifique, mais part des soubassements culturels. D'où, que les sociétés où la croyance et la pratique religieuse sont très marquées seront caractérisées par des comportements basés sur la foi en Dieu et en sa miséricorde. De la même manière, les sociétés à forte tendance écologiste baseront leurs comportements sur le respect strict de l'environnement. C'est ce qui explique en grande partie le recours des Africains à des plantes médicinales comme remède contre les maladies ou les endémies. Peretti-Watel en conclut que la culture fournit un cadre de perception spécifique qui détermine la façon dont les humains appréhendent le monde qui les entoure, interprètent les informations qui leur parviennent, et donc la façon dont ils évaluent les risques.

Cette vision du *tout-est-culture* est très controversée, notamment, du fait de son caractère clivant : certaines cultures seraient ainsi plus *évoluées* que d'autres qui le seraient moins. Ce discours culturaliste a d'ailleurs été très souvent repris par les idéologies xénophobes et racistes pour expliquer la préséance de certaines pratiques de soins en terre africaine, selon Vidal[118].

Pour cela, il existe une diversité de comportements face au risque[119]. Les travaux de Maurice Allais remettent en cause la théorie classique et montrent le degré d'aversion face au risque sous l'influence des facteurs internes et externes à la décision tels que les caractéristiques des individus, l'environnement du choix,

---

risque-et-crises-sanitaires-un-eclairage-sur-la-pandemie-ducoronavirus, consulté le 19 avril 2020.

118 L. Vidal, Les *pièges du culturalisme*, Transcriptase, 2004, p. 29-31.

119 E. Giraud-Héraud, M. A. Fontes et A. S. Pinto, *Crises sanitaires de l'alimentation et analyses comportementales*, 2014, p. 35.

le contexte particulier, les alternatives de choix, etc. Selon certains chercheurs, tels que Giraud-Héraud[120], l'existence des biais comportementaux peut expliquer les divergences observées face au risque et de la résistance ou méfiance de certains pays africains face au vaccin anti-Covid-19.

Au demeurant, les crises sanitaires sont caractérisées par une forte incertitude aussi bien sur l'ampleur et les conséquences que sur la réaction du public.

Les facteurs de réfraction (d'opposition) au changement

Deux perspectives d'analyse se dégagent de la littérature pour déterminer les comportements de résistance des individus à appliquer correctement les règles barrières qui peuvent empêcher de contracter la Covid-19. S'agissant de la résistance, ce sont Sheth et Stellner[121] qui sont parmi les premiers à théoriser sur la résistance des individus à accéder au changement et/ou à l'innovation. D'après ces théoriciens, deux facteurs déterminent la résistance des individus à l'innovation :

- les habitudes envers les pratiques existantes ;
- les risques perçus associés à l'innovation.

Par la suite, ces auteurs sont parvenus à déterminer une typologie matricielle de la résistance à l'innovation en quatre facettes que sont :

---

[120] J.-F. Mattei, « Comment arbitrer entre risque sanitaire et risque économique ? », in Journal *La Croix,* cf. https://www.la-croix.com/Debats/Forum-et-debats/Comment-arbitrerentre-risque-sanitaire-risque-economique, consulté le 18 avril 2020.

[121] Sheth et Stellner, 1979.

- une résistance duale (le résistant a une forte perception du risque et des habitudes fortement ancrées) ;
- une résistance par l'habitude (le résistant à l'innovation est fortement influencé par les habitudes et faiblement par le risque perçu) ;
- une résistance par les risques perçus (la réticence est significativement impactée par les risques perçus et moins par les habitudes) ;
- il n'y aura pas de résistance si ces deux facteurs n'ont aucune influence significative sur l'individu.

Cette cartographie autour de la résistance à l'innovation dépend des facteurs de risque et des habitudes ancrées dans chaque individu. Toutefois, l'analyse de Sheth et Stellner ne prend en compte que deux facteurs qui poussent les individus à résister au changement.

Ensuite, sont intervenus les travaux de Ram et Sheth[122] qui ont cherché à comprendre pourquoi les individus résistent à une innovation, même s'ils la jugent nécessaire et désirable. Ils partent du constat selon lequel bon nombre d'entreprises font face à un taux élevé d'échec à l'occasion du lancement de nouveaux produits. Ces auteurs identifient ainsi deux principales sources de résistance qui peuvent emmener les individus à résister à un changement. Il s'agit de :

- barrières fonctionnelles (barrière-usage, barrière-valeur, barrière-risque) ;

---

[122] Ram et Sheth, "Consumer resistance to innovations: the Marketing Problem and its solutions". *Journal of Consumer Marketing* 6(2), 1989, p. 5-14.

- barrières psychologiques (barrière-tradition, barrière-image).

Selon cette analyse, l'usage difficile ou le coût élevé de certains objets rendent difficile leur adoption. Aussi, l'adoption des gestes barrières a-t-elle créé un degré de changement élevé dans le quotidien des Kinois afin d'engendrer une rupture dans la routine de ces derniers.

À l'occasion de la survenue d'une pandémie, n'importe laquelle, deux réactions antithétiques sont notées au sein d'une population donnée : « la panique et l'habitude ». On relève le sentiment de panique, car une crise sanitaire entraîne une inquiétude croissante et développe au sein de la communauté une suite de comportements aberrants, fait de peur de l'inconnu, notamment, par rapport à la constitution des réserves de nourriture, de médicaments… Il s'agit là de la parfaite illustration du conflit entre la rationalité individuelle et la rationalité collective.

Au plan individuel et émotionnel, il est rassurant et apaisant de se constituer des stocks de produits ; mais au plan collectif, le risque de pénurie subséquent à ces comportements individualistes ne fait qu'alimenter le sentiment de panique. Généralement, cette phase ne dure pas longtemps et se régule assez vite au fur et à mesure que l'épidémie se développe.

Pour Raude, il s'agit de « l'accoutumance ou de l'habituation » par rapport à l'inquiétude, car au fur et à mesure de l'accroissement du nombre de cas, la régulation des émotions se met progressivement en place[123]. C'est là un mécanisme psychologique classique

---

[123] J. Raude, « Coronavirus : L'épidémie nous renvoie à la fragilité de nos existences » *TV5 Monde,* « Entretien du 12 mars 2020 » :

parce que l'être humain ne peut pas vivre continuellement dans la peur et la paralysie. Une impression de maîtrise de la situation se développe à partir de récits plus ou moins crédibles qui relativisent la létalité de la pathologie grâce à la découverte de thérapies endogènes efficaces et mises à la portée de tous. Paradoxalement, ces deux scénarios peuvent très bien coexister. En règle générale, une partie de la population, souvent majoritaire, est plutôt sereine et attend de voir ce qui va se passer avant de réagir. Elle cohabite avec une minorité qui, elle, est anxieuse et très active.

Cependant, le consommateur se soigne par lui-même en achetant des médicaments pharmaceutiques industriels en vente libre, en s'orientant vers des traitements naturels ou sa pharmacie domestique. L'automédication est une thématique transversale de recherche. Elle présente plusieurs enjeux, notamment, économiques, marchands, thérapeutiques, de santé publique et aussi socioculturels. Il n'existe pas une, mais plusieurs définitions de l'automédication, selon l'approche d'analyse choisie. Certaines définitions se focalisent sur l'itinéraire des soins tandis que d'autres portent sur le type de médicaments.

Pour Ndol et compagnie[124] :

> « L'automédication » a été définie comme *la consommation par le patient des médicaments non prescrits ou non recommandés (verbalement) par un médecin ou,*

---

https://information.tv5monde.com/info/coronavirus-1-epidemie-nous-renvoie-la-fragilite-de-nos-existences, consulté le 20 avril 2020.

[124] Ndol *et al.*, « L'automédication chez des patients reçus aux urgences médicales des Cliniques universitaires de Kinshasa », *Santé publique*, Kinshasa, 2013, p. 238.

le cas échéant, par un professionnel paramédical autorisé.

Comme on s'en rend compte, cette définition est étendue à la consommation de médicaments prescrits par un professionnel de santé lors d'un épisode antérieur de la maladie, mais utilisés en dehors ou au-delà de leur prescription initiale, pour soigner ses propres symptômes actuels ou un proche parent. Malheureusement, elle ne précise pas le type de médicaments et permet d'intégrer les différentes formes médicamenteuses. De plus, elle met l'accent sur l'exclusion de la prescription préalable. À ce sujet, les législations diffèrent selon les pays sur les types de médicaments en vente libre. En Afrique notamment, l'automédication réalisée avec des produits pharmaceutiques industriels s'associe à celle qui emploie des feuilles, racines et écorces végétales ainsi que certaines denrées alimentaires, pour constituer le premier mode de recours aux soins que pratiquent les individus face à un épisode morbide[125].

À Kinshasa, l'automédication se manifeste par l'achat et la consommation hors prescriptions des médicaments en pharmacie, dans les circuits informels ou encore par le recours aux produits de la médecine traditionnelle. Ce caractère multiforme de l'automédication s'illustre autant

---

[125] On peut utilement se référer à ce sujet à :
– C. Baxerres *et al.*, « Trente-cinq ans d'anthropologie du médicament en Afrique : retour sur l'étude des marchés informels des hôpitaux et des usages pharmaceutiques ». Commentaire à l'article de Sjaak Van der Geest. *Anthropologie & Santé,* in *Revue internationale francophone d'anthropologie de la santé,* 2017 ; P. Didier, « Automédication et pluralisme thérapeutique : la construction du choix du remède et du thérapeute dans une localité rurale à Madagascar ». *Anthropologie & Santé,* in *Revue internationale francophone d'anthropologie de la santé,* 2019 ; Ndol *et al., op. cit.*, p. 237.

dans les types de produits consommés que dans les options d'acquisition de ces produits. Il est à noter que l'automédication concerne les maladies connues et dont les médicaments sont accessibles. Dans le cas de la Covid-19, la maladie n'est pas encore maîtrisée et les médicaments ne sont pas disponibles.

Malgré la conscience des risques, l'automédication est un comportement répandu, car même les « instruits » en matière de santé s'adonnent à cette pratique, mais à un degré moindre. Le recours « systématique » à un autodiagnostic initial comme à une automédication se maintient en temps de pandémie de la Covid-19 et ne semble pas inquiéter certains Kinois.

Peu importe le lieu d'approvisionnement ou les prix pratiqués, dans le cas de la Covid-19, le comportement de l'automédication trouve sa source entre autres dans la disponibilité du médicament ciblé. Au demeurant, cette pandémie, redoutée ailleurs, est quelque peu banalisée par certains Congolais qui l'assimilent à certaines maladies liées à la grippe saisonnière et pour lesquelles les solutions sont trouvées grâce aux recettes (*l'inhalation, Kongo bololo, gingembre…*) que leur proposent les tradipraticiens de Kinshasa.

CONCLUSION

De par son approche éminemment holistique, l'anthropologue considère la santé et la maladie comme l'analogon de la culture au sens ethnographique. La dimension culturelle de la maladie la rabat à un système symbolique. Enserrée dans le nexus de diverses composantes d'un corps culturel, la maladie influe sur ces dernières et vice versa. De ce point de vue, la maladie ne fait sens que dans ce jeu de miroir et s'interprète en conformité avec un registre endogène avec des catégories locales mais surtout avec l'ethos idéel et valoriel.

Dans cette perspective, le coronavirus devient le « mal-a-dit » qui requiert un décodage du réseau sémantique du mal et des chaînes de représentations sociales, au-delà des examens cliniques de la « médecine savante » et de son « étiologie » peu connue jusqu'à présent par la biomédecine. En mettant en ligne de compte tout ce qui vient d'être développé sur la santé et la maladie, l'irruption de la pandémie de la maladie à coronavirus dans le monde, en Afrique et à Kinshasa a pris de l'ampleur à l'occasion de confrontations avec des envahisseurs invisibles, qui ont mis en péril la communauté mondiale. Ce qui pousse les chercheurs à s'activer dans l'observation de leurs sociétés respectives en affinant un arsenal des matériaux afin de vaincre cette pandémie en l'éradiquant de cette terre et de laisser tous les humains comme par le passé.

Le rôle de l'anthropologue, en pareille circonstance, face à une pandémie de cette envergure, marquée par des incertitudes sur son mécanisme de transmission ainsi que sur la réponse peu rassurante de la médecine (absence de traitement moderne et de vaccin), n'est pas à démontrer aujourd'hui. Aussi, semble-t-il assez indiqué de proposer des pistes pluridimensionnelles qui permettent l'éradication de cette pandémie pour préserver les différentes réactions qui sont le fait de l'ignorance et des limites dont font montre les acteurs des urgences sanitaires face à une pandémie dont la riposte en appelle aux savoirs de divers professions et métiers. Voilà pourquoi on peut soutenir que soient associés, à l'équipe de la riposte contre la Covid-19, des anthropologues dont l'apport consistera à souligner l'intérêt et l'importance des déterminants sociaux de la santé en soulignant, en même temps, que toutes ces indifférences constatées par rapport aux considérations culturelles des populations sont un obstacle sur la voie de la recherche des solutions qui visent son éradication dans la communauté.

On voit, à partir de ce vœu unanimement exprimé par la communauté mondiale, que désormais, l'anthropologue sort de son ordinaire posture vouée qu'il est aux travaux de terrain à cause, entre autres, de sa fine connaissance des langues et des mœurs locales. C'est lui qui doit dorénavant renseigner sur les interprétations dont fait l'objet la maladie et sur les logiques de prise en charge du malade.

Il s'agit du travail déterminant qui s'opère sous forme d'une leçon d'humilité face à la puissance incommensurable de la nature, de cette nature qu'on a cru définitivement domptée mais qui, depuis, s'est révélée indomptable à jamais. Il n'y a dès lors que ce sentiment d'humilité qui devrait pousser l'homme, au terme de cette crise sanitaire, à prendre au sérieux toutes ces altérations successives dans nos mœurs face à l'humanité et surtout contre notre environnement naturel immédiat qui lui rend à son tour le revers de la médaille. C'est par rapport à cela et aux non-dits que sont soulevées, pensons-nous, toutes les contradictions constatées sur l'application stricte des mesures d'hygiène proposées et qui sauvent de cette pandémie des populations paupérisées de Kinshasa et de toute la RDC. N'est-ce pas une véritable quadrature du cercle qu'une ville comme Kinshasa qui compte plus de 10 millions d'habitants puisse manquer de l'eau à travers ses nombreuses communes, des poubelles le long de ses avenues... simplement à cause d'une urbanisation faite à l'emporte-pièce par des autorités cadastrales en panne de vision, mais avides des gains indus.

C'est par rapport à l'attentisme des autorités que les différentes mesures d'hygiène corporelle *imposées* sans aucune évaluation sérieuse et encore moins leur faisabilité, et sans un accompagnement conséquent, sont foulées aux pieds par cette population. N'est-ce pas, là, une rhétorique de façade destinée à la consommation externe, notamment, pour faire plaisir à l'OMS et à la communauté internationale ? À quoi servent ces mesures lorsque leur applicabilité pose problème ? Car la situation après la prise de ces mesures équivaut à celle d'avant, lorsqu'on sait qu'elles appellent un *changement* dans le quotidien des populations consacrées à partir de leur vulgarisation pour une appropriation conséquente en lieu et place de toutes ces contradictions constatées au début de cette pandémie.

Ce qui importait d'être envisagé à court terme, c'était d'aborder les sujets relatifs au coronavirus avec sérénité et clarté en aidant les populations congolaises, en général, et, kinoises, en particulier, à mieux s'approprier des mesures d'hygiène alors proposées. Il fallait la distribution gratuite de désinfectants à base d'alcool ; la gratuité des masques protecteurs ; l'installation des points mobiles de distribution d'eau dans les quartiers où il y a pénurie ; la distribution gratuite des denrées alimentaires de base aux plus démunis, l'installation de poubelles le long des avenues, etc.

Face à cette pandémie, il a fallu de l'intérêt d'engager la responsabilité aussi bien individuelle que collective. De ce point de vue, le coronavirus doit être traqué partout, sans discrimination, car un petit foyer actif négligé dans le coin d'une ville ou de toute autre entité peut faire resurgir la pandémie à tout moment, comme cela est le cas outre-Atlantique.

Par ailleurs, pour plus séduisante que soit la notion de collaboration entre médecine traditionnelle et médecine moderne, elle ne doit pas faire oublier les difficultés qu'elle impliquerait en dépit du contrepoids et des réels bénéfices qu'elle apporte au maintien de la santé.

Concernant la réflexion qui doit porter sur des liens qui peuvent s'établir entre ces deux disciplines ou, plus exactement, aux possibilités de les voir œuvrer ensemble, c'est en partie s'interroger sur les risques, sur les contraintes et les conditions de sa réalisation. Certains problèmes et certaines réalités ont été identifiés dès l'origine de ce partenariat, alors que d'autres sont aujourd'hui plus saillants, dans le contexte de « mutations », du point de vue aussi bien structurel que conjoncturel.

Parlant de l'aspect structurel de ce partenariat, il tourne autour des questions de la posture de recherche, de la conceptualisation et de la définition des problématiques qu'il suscite. Du point de vue conjoncturel, cela est lié à la transformation de la société et à la nouvelle donne que représentent notamment les nouveaux rôles endossés par les acteurs, voire l'apparition de nouveaux acteurs, partie prenante dans la recherche et dans cette thérapeutique. Par conséquent, ils doivent collaborer dans la production des savoirs dans le champ sanitaire. Dans un cas comme dans un autre, l'anthropologie peut servir, en tant que discipline des sciences sociales et humaines et doit évoluer conjointement avec la médecine dans l'amélioration de la santé de la personne humaine.

On peut par ailleurs comprendre que s'il existe des relations à établir entre soignant-malade-structure de santé, elles seraient enracinées dans un contexte socioculturel qui met en exergue une approche holistique qui fait sienne l'image de la maladie, de ses causes, du malade ainsi que du traitant qui sont une élaboration savamment intériorisée. Par ailleurs, les trajectoires de santé sont relativement soutenues, dans le contexte africain, par la représentation de la maladie. Quoique de manière tout à fait empirique, les itinéraires des soins que l'on observe à Kinshasa, à savoir, les centres de santé biomédicaux, les officines des *nganga* et les cabinets de *prophètes guérisseurs*, attestent que les deux derniers constituent, à tout jamais, toujours des lieux privilégiés pour distribuer des soins de santé aux populations de Kinshasa, comme en témoigne leur fréquentation. Nombre d'observateurs pourraient s'accorder à dire que ce choix des populations pour les officines des *nganga* et autres *prophètes guérisseurs* soit la conséquence d'une crise économique qui est le lot quotidien des capitales africaines depuis la fin des années 1980, malgré le Programme d'ajustement structurel. La réflexion sur les bénéfices, les risques et les conditions de collaboration entre la médecine traditionnelle et la médecine moderne passent par une interrogation sur la *spécificité* des parties en présence. Or, l'anthropologie ne peut valablement apporter sa contribution à cette collaboration que si la tradition médicale africaine est vécue en tant qu'institution médicale de par sa logique de fonctionnement, son organisation et sa cosmogonie sur la santé, la maladie, la mort et les divers modes de soins.

Au regard de ce qui précède, l'analyse révèle que dans le domaine de soins de santé en Afrique, ni le cadre de guérison spirituel, ni la biomédecine, moins encore la thérapie traditionnelle ne sont capables, pris isolément, de fournir une réponse adéquate et complète aux divers maux qui assaillent l'homme. Ainsi, les maladies en Afrique s'enracinent dans la culture et sont dynamiques à travers les logiques sociale et biomédicale.

Pour que l'action médicale en faveur des patients congolais soit porteuse, en cette période de crise sanitaire, il est important que soient mises en contribution les deux logiques sus-évoquées, c'est-à-dire, une logique endogène propre à la villagisation qui aille de pair avec la logique capitaliste centrée sur les hôpitaux. Autrement dit, la quête de santé en pareille situation devrait se construire autour d'un champ médical capable de collaborer et d'accepter les dynamiques sociales sanitaires en présence. Quoique la médecine traditionnelle et la médecine conventionnelle se livrent depuis la nuit des temps à une phénoménologique de rapports dialectiques souvent antagoniques, on ne peut observer une dialectique à signification complémentaire entre le système de soins (endogène, exogène) dans la société congolaise, dès lors que ces médecines constituent deux sources de savoir médical. En effet, ces deux médecines sont nées de la nécessité propre à l'homme de se soigner et de prévenir ses maladies. Les règles fondamentales de la praxis médicale négro-africaine sont tributaires des us et coutumes ainsi que des mythes. Dès lors, comment arriver à déterminer qu'un discours qui est soutenu par des catégories du savoir peut inspirer et, au besoin influencer la biomédecine pour permettre à cette dernière d'arriver à améliorer son fonctionnement et sa pratique sans que ce fonctionnement pratique n'ait une certaine influence sur l'efficacité des systèmes de santé en Afrique et, dans ce cas, sur le système de santé en République démocratique du Congo ?

RÉFÉRENCES BIBLIOGRAPHIQUES

Affre, J., « Les services de santé "pour de vrai". Politiques sanitaires et interactions quotidiennes dans quelques centres de santé (Bamako, Dakar, Niamey) », *Bulletin de l'APAD*, 1999.

Bado, J.-P., *Médecine coloniale et grandes endémies en Afrique*, Paris, Karthala, 1996.

Baxerres, C., « Du médicament informel au médicament libéralisé. Les offres et les usages du médicament pharmaceutique industriel à Cotonou (Bénin) », EHESS, Université d'Abomey-Calavi, thèse de doctorat en anthropologie sociale, 2010.

Benoist, J., "Iliness, disease, sickness. Visages et masques de la maladie", in *Santé et ses métamorphoses*. Supplément *La recherche*, nov. 1995.

Benoist, J., *Anthropologie médicale en société créole*, PUF, Paris, 1993.

Berche, P., *Faut-il encore avoir peur de la grippe ? : Histoire des pandémies*, Odile Jacob, Paris, 2012.

Bibeau, G., « Essai de pathologie ngbandi », *Bulletin de médecine traditionnelle au Zaïre et en Afrique*, 6, 1978.

Bibeau, G., « La spécificité de la recherche anthropologique sur le sida », *in* Jean Benoist et Alice Desclaux, *Anthropologie et sida, Bilan et Perspectives*, Karthala Collection « Médecine du monde », Paris, 1996.

Bonhomme Julien et Katerina Kerestetzi, « Les signatures des dieux. Graphismes et action rituelle dans les religions afro-cubaines », *Gradhiva*, 22, 2015.

Breton, D., *Anthropologie de la douleur,* Éditions Métailié, Paris, 2006.

Brunet, J., « Santé : une occasion manquée ? Le Mali et l'initiative de Bamako », in *Afrique contemporaine,* 1992.

Chiffoleau, S., *Médecines et médecins en Égypte. Construction d'une identité professionnelle et projet médical,* L'Harmattan-Maison de l'Orient Méditerranéen, Paris-Lyon, 1997.

Collins, C., *Management and Organization of Developing Health Systems,* Oxford University Press, Oxford, 1994.

Klein, D., "Delineation of two responsive anxiety syndromes", in *Psychopharmacologia,* n° 5, 1964.

Desclaux, A., « À propos de "pratique médicale et identité culturelle", un rapport de l'Ordre des Médecins », *Bulletin Amades,* consulté le 16 mai 2020.

Devisch, R., *Diagnostic divinatoire chez les Yaka du Zaïre : les axes étiologiques et le sujet de l'énonciation,* Paris, Ethnographie, 1985.

Devisch, R., *Forces et signes : regards croisés d'un anthropologue et d'un psychanalyste sur les Yaka,* Éditions des Archives contemporaines, Paris, 1996.

Dozon, J.-P. et Fassin, D. (dir.), *Critique de la santé publique. Une approche anthropologique,* Balland, Paris, 2001.

Dozon, J.-P., « Ce que valoriser la médecine traditionnelle veut dire », in *Cahiers ORSTOM,* série « Sciences humaines », vol. 28, n° 1, ORSTOM, Paris, 1992.

Durand, G., *Les Structures anthropologiques de l'imaginaire,* Paris, Dunod, 1re édition, PUF, Paris, 1960.

Durand, G., *Sciences de l'homme et tradition. Le nouvel esprit anthropologique,* Albin Michel 1re éd. Tête de feuille-Sirac, Paris, 1975.

Eck A. S., « S'expliquer la maladie. Une ethnologie de l'interprétation de la maladie en situation de soins », *Bulletin Amades,* consulté le 13 mai 2020.

Epelboin, A *et al.*, « Du virus au sorcier : approche anthropologique de l'épidémie de fièvre hémorragique à virus Ebola sévissant dans le district de Kéllé (Congo) ». *Canopée* n° 24, 2003.
Epelboin, A., « Médecine traditionnelle et coopération internationale », *Bulletin Amades*, consulté le 10 mai 2020.
Ezembe, F., « Les représentations de la maladie et du soin », dans *L'enfant africain et ses univers*, sous la direction de Ezembe, F., Éditions Karthala, « Questions d'Enfances », Paris, 2009.
Fassin, D., *L'Espace politique de la santé. Essai de généalogie*, Coll. « Sociologie d'aujourd'hui », PUF, Paris, 1996.
Fortin, Sy et Maynard, S., « Progrès de la médecine, progrès technologiques et pratiques cliniques : les soignants se racontent », *Anthropologie & Santé*, 2012, consulté le 5 novembre 2019.
Foster, G et Anderson, B., *Medical anthropology*, New York: John Wiley and Sons Ltd, 1978.
Foucault, M., *Les mots et les* choses, Paris, Gallimard, 1966.
Gensini, G. F., "The concept of quarantine", in *History: from plague to SARS, Journal of Infection*, vol. 49, n° 4, novembre 2004, consulté le 12 février 2020.
Good, B., *Medicine, Rationality and Experience: An Anthropological Perspective*, Cambridge University Press, Cambridge, 1994.
Gurvitch, M., « La tentation scientiste », in *Concours médical*, n° 107, 1985.
Helman, C. C., "Feed a Cold, Starve a Fever: Folk Models of Infection in an English Suburban Community, and Their Relation to Médical Treatment", *Culture, Medicine and Psychiatry*, 1978.
Heron, M. et al, « La dimension culturelle dans les situations de soins », in *Soins*, n° 747, 2010.

Hours, B., « Vingt ans de développement de l'anthropologie médicale en France », *Socio-Anthropologie,* consulté le 16 juin 2019.

Hours, B., « Vingt ans de développement de l'anthropologie médicale en France », *Socio-Anthropologie, Médecine et santé : Symboliques des corps,* n° 5, 2006.

Hudelson, P., « Quelques cas vécus à l'hôpital de Genève en Suisse », in *Médecine et hygiène,* octobre 2002, n° 2407.

Ipara Motema, J., « Les contraintes à l'exercice de la médecine traditionnelle à Kinshasa », in *Médecine d'Afrique noire,* n° 2, T (51), 2004.

Ipara Motema, J., « La médecine traditionnelle en RD Congo : Une étude anthropologique du système de santé à Kinshasa », mémoire de DEA en anthropologie médicale, Département d'Anthropologie, FALSH, Université de Yaoundé I, Cameroun, 2008.

Janzen, J. M., *La quête de thérapies au Bas-Zaïre,* University of California Press, Berkeley, 1979.

Kant, E., *Anthropologie du point de vue pragmatique,* avec traduction, présentation, bibliographie et chronologie par Renaut, A et Kant, E., « Critique de la faculté de juger ». Traduction et introduction par Alexis Philonenko (édition revue avec des notes nouvelles).

Kleinman, A., *Culture and Depression: Studies in the Anthropology and Cross-Cultural Psychiatry of Affect and Disorder,* University of California Press, Berkeley, 1985.

Labere, N., « Le tabou : éditorial », Questes [en ligne], 7 | 2004, consulté le 25 mars 2020.

Lemaitre, Y., « Savoirs et pouvoirs dans la médecine traditionnelle à Tahiti », in IIIe Congrès international de médecine traditionnelle, Mexico, 1995.

Lévi-Strauss, Cl., *Anthropologie structurale,* Plon, Paris, 1958.

Manceron, V., « Grippe aviaire et disputes contagieuses. La Dombes dans la tourmente », *Ethnologie française*, n° 39, 2009.
Marc, A et Herzlich, Cl., *Le sens du mal. Anthropologie, histoire, sociologie de la maladie*, Archives contemporaines, Paris, 1984.
Mariette, F. D *et alii*, "Influenza D Virus in Cattle, France, 2011-2014", *Emerging Infectious Diseases*, vol. 21, n° 2, février 2015 consulté le 15 février 2018.)
Maryse, G., « Santé, morbidité et mortalité des populations en développement », *Monde en développement*, n° 142, 2008/2.
Massé, R., « Les apports de l'anthropologie à l'épidémiologie : le cas du rôle étiologique de l'isolement social », in *Santé-Culture-Health*, 1994, (1 et 2).
Massé, R., *Culture et santé publique. Les contributions de l'anthropologie à la prévention et à la promotion de la santé*, Montréal-Paris : Gaëtan Morin, Éditeur, 1995.
Mauss, M., « Les techniques du corps », in *Journal de Psychologie*, XXXII, n°s 3-4, 15 mars-15 avril 1936, rééd. PUF, 1968.
Mauss, M., *Sociologie et Anthropologie*, PUF, Paris, 1950, rééd., 1993.
Mbonji, E., *Santé, maladies et médecine africaine. Plaidoyer pour l'autre tradipratique*, Yaoundé, Presse universitaire de Yaoundé 1, 2009.
Mirko D. Grmek, *Les maladies à l'aube de la civilisation occidentale*, Paris, Payot, 1983.
Mollo-Bouvier, S. et Vigarello, G., « Le Propre et le sale : l'hygiène du corps depuis le Moyen Âge », in *Revue française de pédagogie*, volume 83, 1988.
Nougtara, A. *et al.*, "Health Sector Reform under Macroeconomic Adjustment in Burkina Faso: Lost

Opportunities?" *in* Haddad, S. ; Baris, E. & Narayana D., (eds.), *Safeguarding the Health System in Times of Macroeconomic Instability. Policy Lessons for Low and Middle-Income Countries*, Trenton, Africa World Press-IDRC, 2007.

OCDE, « Rapport sur l'économie mondiale et la crise financière du 2 mars 2020. »

OMS, « Stratégie de l'OMS pour la médecine traditionnelle : 2014-2023 », OMS, Genève.

OMS, « Stratégie pharmaceutique de l'OMS 2004-2007 », Genève, Organisation mondiale de la santé, 2004 (WHO/EDM/2004.5).

ONUSIDA, « Des remèdes ancestraux pour une maladie nouvelle : l'intégration des guérisseurs traditionnels à la lutte contre le Sida accroît l'accès aux soins et à la prévention en Afrique de l'Est », in Collection « Meilleures pratiques de l'ONUSIDA », février 2003.

Remed, « Comment développer la production des médicaments traditionnels ? », in *Journée scientifique* organisée par la faculté de pharmacie, Université de Paris V, mardi 12 novembre 2002 avec l'appui du ministère des Affaires étrangères.

Rosny, E., *La nuit, les yeux ouverts*, Seuil, Paris, 1996.

Schmitz, O., *Soigner par l'invisible. Enquête sur les guérisseurs aujourd'hui*, Paris, IMAGO, 2006.

Scotch, N. C., "Medical anthropology", in *Biennal Review of Anthropology*. Ed. Siegel J. B., Stanford University Press, 1993.

Susan G., *Le rapport Lugano*, Librairie Arthème Fayard, Paris, 2000.

Susan G., *Les stratèges de la faim* [compte-rendu], in *Revue Tiers Monde*, 1984.

Tremblay, M., « L'anthropologie de la santé en tant que représentation », dans Dumont F., et Martin Y. (dir.),

Imaginaire social et représentations collectives, Sainte-Foy, Québec, Les Presses de l'Université Laval, 1982.

Turner, V., *The Drums of affiction. A study of religious process among the Ndembu of Zambia*, Claredon Press, Oxford, 1990.

Vidal, L., « Le lien. De connaissances en pratiques, évaluer les risques du sida », *in* Dozon, J.-P. & Fassin, D. (éds), *Critique de la santé publique. Une approche anthropologique*, Balland, Paris, 2001.

Vigarello, G., *Le Propre et le sale : l'hygiène du corps depuis le Moyen Âge*, Seuil, Paris, 1985.

Voyelle, M., *Mourir autrefois. Attitude collective devant la mort aux XVIIe et XVIIIe siècles*, Paris.

Weber, M., *Économie et société*, tome 1 : « Les catégories de la sociologie », Paris, Plon / Agora, traduction de Julien Freund.

Wille J.-P. *et al.*, *L'ethnomédecine, une alliance entre science et tradition*, Éditions Jouvence & Biocontact, Paris, 2006.

Williams, C. C. *et alii*, *Delivering the Services Publisher*, Oxford University Press, USA, 1994.

Zempléni, A., "La maladie et ses causes. Introduction", in *L'Ethnographie*, 96-97, 1985.

Ram, S. ; Sheth, J. N., "Consumer resistance to innovations: the Marketing Problem and its solutions". *Journal of Consumer Marketing* 6 (2), 1989.

Ram, S., "A model of innovation resistance", *in* Wallendof, M. ; Anderson, P. (ed.), *Advances in Consumer Research*, 14. Provo, UT: Association for Consumer Research, 1987.

Arrêté ministériel n° 125/CABMIN/S/AJ/12/2002 du 6 novembre 2002 portant création et organisation d'un Programme national de promotion de la Médecine traditionnelle et des Plantes médicinales (PNPMT/PM).

La Bible, Lévitique 15: 2-5.

TABLE DES MATIÈRES

Structures éditoriales du groupe L'Harmattan

L'Harmattan Italie
Via degli Artisti, 15
10124 Torino
harmattan.italia@gmail.com

L'Harmattan Hongrie
Kossuth l. u. 14-16.
1053 Budapest
harmattan@harmattan.hu

L'Harmattan Sénégal
10 VDN en face Mermoz
BP 45034 Dakar-Fann
senharmattan@gmail.com

L'Harmattan Cameroun
TSINGA/FECAFOOT
BP 11486 Yaoundé
inkoukam@gmail.com

L'Harmattan Burkina Faso
Achille Somé – tengnule@hotmail.fr

L'Harmattan Guinée
Almamya, rue KA 028 OKB Agency
BP 3470 Conakry
harmattanguinee@yahoo.fr

L'Harmattan RDC
185, avenue Nyangwe
Commune de Lingwala – Kinshasa
matangilamusadila@yahoo.fr

L'Harmattan Congo
67, boulevard Denis-Sassou-N'Guesso
BP 2874 Brazzaville
harmattan.congo@yahoo.fr

L'Harmattan Mali
ACI 2000 - Immeuble Mgr Jean Marie Cisse
Bureau 10
BP 145 Bamako-Mali
mali@harmattan.fr

L'Harmattan Togo
Djidjole – Lomé
Maison Amela
face EPP BATOME
ddamela@aol.com

L'Harmattan Côte d'Ivoire
Résidence Karl – Cité des Arts
Abidjan-Cocody
03 BP 1588 Abidjan
espace_harmattan.ci@hotmail.fr

Nos librairies en France

Librairie internationale
16, rue des Écoles
75005 Paris
librairie.internationale@harmattan.fr
01 40 46 79 11
www.librairieharmattan.com

Librairie des savoirs
21, rue des Écoles
75005 Paris
librairie.sh@harmattan.fr
01 46 34 13 71
www.librairieharmattansh.com

Librairie Le Lucernaire
53, rue Notre-Dame-des-Champs
75006 Paris
librairie@lucernaire.fr
01 42 22 67 13

www.ingramcontent.com/pod-product-compliance
Lightning Source LLC
LaVergne TN
LVHW010929051026
849532LV00003B/908
9782343242835